HYGIÈNE

PHILOSOPHIQUE

DES

Artistes Dramatiques.

LAGNY. — Imprimerie d'A. LE BOYER et Comp.

HYGIÈNE

PHILOSOPHIQUE

DES ARTISTES DRAMATIQUES,

ou

TRAITÉ DES CAUSES PHYSIQUES, INTELLECTUELLES ET MORALES QUI
ENGENDRÉES OU FAVORISÉES PAR L'EXERCICE DE L'ART
DRAMATIQUE, PEUVENT COMPROMETTRE LA SANTÉ
DES ARTISTES QUI CULTIVENT CET ART;

OUVRAGE DESTINÉ AUX MÉDECINS, AUX ARTISTES ET AUX GENS DU MONDE,

PAR LE DOCTEUR BROUC,

Médecin de la Faculté de Paris, ex-professeur d'hygiène publique à la
Société de Civilisation, membre de plusieurs sociétés savantes.

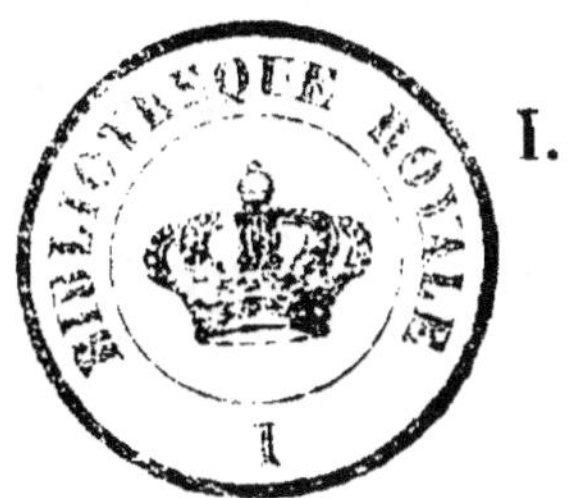

I.

PARIS,

TRINQUART, LIBRAIRE,

9, RUE DE L'ÉCOLE-DE-MÉDECINE.

—

1836.

Monsieur,

Cet ouvrage, fruit de mes observations particulières et de nos communs entretiens sur un art auquel nous nous intéressons également tous les deux, ne saurait paraître, sans que votre nom honorable placé dans ma dédicace, résume pour ainsi dire ma pensée tout entière en le composant, et montre au public auquel je le livre aujourd'hui que je n'ai pas loin à chercher mes preuves, toutes les fois que je lui parle des belles qualités qui distinguent l'élite des artistes dramatiques. C'est une bonne fortune que de posséder ainsi près de soi les élémens de sa propre conviction, et je vous remer-

cie de m'avoir procuré cette bonne for-
tune-là.

Mon but, en me livrant à ce travail,
n'a pas seulement consisté, vous le sa-
vez, à indiquer les lésions morbides qui
affligent d'ordinaire l'artiste dramatique
et les précautions que l'on doit leur opposer. J'ai envisagé mon sujet d'un coup
d'œil plus vaste. Jai tâché de montrer
l'intime liaison qui unit la prospérité de
l'art à la prospérité des artistes eux-
mêmes, et ce double avantage au perfec-
tionnement des idées sociales. Le développement des faculté de l'artiste est devenu ainsi le reflet fidèle du monde et
des opinions qui l'ont influencé et qui
l'environnent encore. L'hygiène des artistes dramatiques a quitté de la sorte les
limites étroites des coulisses pour s'avan-
cer dans le champ plus large de l'hygiène sociale.

Des recherches qui se sont présentées
à mes méditations dans le cours de cet

ouvrage, les unes regardant spécialement les artistes dramatiques, ont dû
de plein droit y être consignées ; les
autres communes à ces mêmes artistes et
aux autres membres de la grande société, s'étonnent peut-être de l'étendue avec
laquelle je les ai présentées. Les considérations auxquelles je me suis livré
dans ce cas, s'appliquent à tous les hommes ; les exemples seuls sont choisis
parmi les artistes dramatiques. Il m'a
semblé que je n'éloignais pas de beaucoup ces derniers de leur mission sociale,
en empruntant le secours des faits hygiéniques qui les concernent, pour tâcher
d'être utile à la société en général : ce
n'est qu'un rôle de plus que je leur con-
fie.

Ces différentes considérations rendent
peut-être ce faible ouvrage digne de
vous être offert : accueillez-le, je vous
prie, avec l'indulgence aimable qui
vous distingue, comme un témoignage

sincère de l'estime et de l'amitié que nos relations littéraires m'ont inspirés pour vous.

Je suis, Monsieur, avec la plus parfaite considération,

Votre très humble et tout dévoué serviteur.

D^r. BROUC.

AVANT-PROPOS.

Nous vivons à une époque de transi-
tion et de crise, pénible à passer, et
dont il est difficile de prévoir le terme.
Une gêne égale, un embarras semblable
existe dans toutes les voies de la science

sociale : mille chemins sont ouverts à la
vérité, mais ils n'aboutissent, pour la
plupart, qu'à des labyrinthes sans issue.
Chacun, pour se distraire du démon qui
l'obsède, cherche à se frayer une route
nouvelle sur un terrain déjà barriolé de
mille routes infructueusement frayées ;
chacun cherche à planter un étendard
nouveau sur les bàtons rompus de mille
étendards renversés. Cependant, quels
que soient les succès relatifs de ces différentes tentatives, nous leur applaudis-
sons : les chutes mêmes n'y sont pas
sans gloire. D'où vient donc qu'en dépit
d'un si bon vouloir, en dépit d'une activité aussi infatigable, en dépit d'efforts si prodigieux, l'humanité n'a-
vance pourtant qu'à pas lents et tar-
difs? C'est que les effets divergent au
lieu de converger, c'est qu'il y a peu

de liens communs qui les unissent ; c'est qu'on oublie souvent les besoins de son siècle pour ne penser qu'à ceux de sa propre réputation ; c'est qu'enfin on met quelquefois ses hypothèses à la place de la réalité. S'il était possible de se dépouiller de toute prévention et de faire abnégation de ses opinions antérieures, pour se poser devant les faits, nous pensons que l'on ne tarderait pas à se convaincre que les réclamations des peuples les plus avancés de l'Europe roulent toutes en définitive sur le bonheur physique (avantage auquel ils ne peuvent complètement atteindre sans que leurs intelligences et leurs cœurs n'aient été préalablement perfection- nés), et que les recherches de la science, de quelque nature qu'elles soient , doivent s'adresser à ce but. Mais il faut classer ces recherches. L'hygiène paraît à cet égard le cadre le plus défini et en même temps le plus élastique que l'on puisse choisir. Qu'est-ce donc que l'hygiène?

L'hygiène est cette partie de la médecine qui s'occupe des causes des maladies et des moyens de les éviter.

Ces causes peuvent exister dans les objets extérieurs formés par la création et dans les objets de convention, variables, changeans, formés par l'homme, et n'être considérés que relativement à l'homme pris individuellement , ou bien à l'homme vivant dans l'état de la société. De là deux divisions principales de l'hygiène, l'hygiène privée et l'hygiène publique. La première s'occupe de tous les agens extérieurs qui peuvent influer sur un individu ; des mouvemens intérieurs qui se passent dans cet individu, ainsi que de leurs résultats ; des troubles intellectuels et moraux qui peuvent avoir lieu en lui à l'occasion, soit de circonstances extérieures , soit de phénomènes organiques. La seconde s'occupe des causes morbides qui résultent de l'état social considéré, soit dans sa physionomie géologique, soit dans sa physionomie physique et matérielle, soit dans sa physionomie morale, telles que les religions, les préjugés, les coutumes, soit dans sa physionomie administrative, telles que les différens genres de gouvernemens. Elle médite tour à tour sur les influences diverses et nombreuses, et tâche, en les scrutant, en les comparant, d'arriver sur chacune d'elles, à des conclusions positives qui puissent montrer aux sociétés futures dans quelles directions elles doivent marcher, pour éviter les inconvéniens et les maux qui sont déja résultés des directions antérieurement suivies.

L'hygiène privée a dù être l'objet de la première curiosité des hommes ; aussi son origine se perd-elle dans la nuit des temps. Les philosophes de l'*école d'Italie* s'en sont particulièrement occupés : mais l'hygiène se bornait pour eux à la diététique. *Hiérodicus* a porté son attention sur les mouvemens du corps. *Hippocrate* a le premier abordé l'hygiène d'une manière philosophique, et son beau traité des eaux , des airs et des lieux, témoigne particulièrement du haut génie de ce grand homme. Dioclès de Cariste n'a

(vij)

laissé qu'une lettre adressée au roi An-
tigone, dans laquelle il indique les si-
gnes généraux qui annoncent la prochaine invasion d'une maladie, quelle
qu'elle soit, et dit quels remèdes sont
propres à en empêcher le développement. *Agathinus* considéra les bains
froids comme le moyen le plus propre
pour conserver la santé. Ensuite vint
Galien, qui forma le premier une classification de l'hygiène, et lui imprima
une physionomie spéciale. Depuis ce
temps jusqu'à nos jours une foule d'auteurs se sont essayé dans cette carrière :
les uns n'ont fait que répéter les anciens ; quelques autres ont apporté des
considérations nouvelles ; d'autres ont
tenté des classifications plus savantes
et ont répandu sur leur sujet le charme
de leur style.

L'hygiène publique proprement dite ne remonte au contraire que peu loin dans la série des siècles. Elle a consisté pendant long-temps parmi les anciens et chez les nations modernes, tantôt en ordonnances purement théocratiques ou politiques, tantôt en ordonnances de police, faites sous l'inspiration des craintes ou des lumières du moment, mais ne présentant nulle part aucune coordination, aucune science. Ce n'est guère que depuis le commencement de ce siècle que les savans de l'Europe se sont doutés qu'elle pourrait être faite, et ont cherché de toutes parts les matériaux pour la construire. En France, en particulier depuis la formation du conseil de salubrité de la ville de Paris et de diverses grandes villes des départemens, depuis que les sciences chimicopratiques sont cultivées avec succès, depuis que se publient les Annales d'Hygiène, enrichies de tant de beaux articles dûs aux Villermes, aux Parent Duchâtelet, aux Quetelet, aux Châteauneuf, aux Lombard de Genèves, etc., l'hygiène publique commence à prendre une allure déterminée, commence à suivre une direction et à prétendre à un but. Mais, quoi qu'il en soit, des progrès qu'elle fait constamment, il lui en reste encore prodigieusement à faire. Outre les matériaux qu'elle n'a point encore entièrement amassés et triés, il lui reste encore à les coordonner autour d'une idée première qui leur imprime la puissance et la vie. C'est alors qu'elle deviendra le centre et le foyer de toutes les idées positives qui devront ensuite remuer le monde; c'est alors qu'elle deviendra la science fondamentale que devront pareillement consulter et le médecin et le magistrat et le législateur. Elle soumet tout à son analyse : gouvernemens, religion, coutumes, préjugés, établissemens publics, constructions, professions, rien n'échappe à ses légitimes investigations; car toutes ces manifestations de la vie humaine, bonnes, sont utiles à la santé de l'homme; mauvaises, la détériorent et la compromettent.

L'hygiène a pour sujet l'homme, et pour matière tous les objets, toutes les idées de quelque nature que ce soit, qui sont suceptibles d'agir sur l'homme et de le modifier. Qu'est-ce donc que ce sujet de l'hygiène? Qu'est-ce donc que l'homme? Est-ce une amère dérision d'une divinité puissante et ennemie? Est-ce l'œuvre sage d'une divinité paternelle? Ni l'un ni l'autre d'une manière complète et uniforme; tantôt l'un, tantôt l'autre suivant son organisation qui l'inspire et les circonstances qui l'environnent et l'influencent. Puissant ou faible, sublime ou ridicule, mais presque toujours lentement progressif : chétif, s'il est isolé; plus heureux, plus fort, s'il s'unit à ses semblables, s'il vit en société. La société! c'est là la vocation de l'homme. Il est modifié par elle depuis sa naissance jusqu'à sa mort, et, plus la société dans laquelle il vit est avancée, plus ces modifications sont heureuses. Dans son enfance, elle protège plus ou moins sa vie en butte à tant de dangers, toujours en proportion des progrès que l'intelligence a faits dans son sein : témoins la Russie, dans laquelle la moitié des enfans meurent avant d'avoir atteint la puberté ; et l'Angleterre ; où la moitié des enfans parviennent jusqu'à vingt-six ans et demi. Dans la première jeunesse, elle lui prépare les moyens salutaires d'être utile à lui-même et à elle. Dans l'âge mûr, elle profite de ses efforts, et il profite à son tour des siens. Dans sa vieillesse, elle protège de nouveau sa faiblesse, et lui prodigue toutes les jouissances, que l'âge lui permet à lui et que son état plus ou moins avancé de civilisation lui procure à elle. Au milieu de ce système toujours tourbillonnant, c'est toujours attraction et répulsion, élévation et chute, mort et résurrection ; c'est toujours du mouvement, c'est toujours de la vie. Chacun en a des quantités différentes qui s'écartent, se rapprochent, se heurtent ou se repoussent, et dont les pertes et les gains variés et continuels font aller le jeu.

Si la société, s'écrie-t-on, apporte à l'homme des biens incontestables, elle lui cause en compensation des maux qui y paraissent équivalens au premier coup-d'œil. A côté des palais du riche, la hutte des pauvres s'élève à peine ; à côté des mets savoureux qui fatiguent la table de l'opulence, l'indigent recueille avec soin les miettes de son pain noir ; à côté des douceurs de la vie, les maladies dûes aux causes morales, se présentent en foule. Si les beaux-arts, dit-on, si les lettres charment l'existence, ils en troublent souvent le cours. Ils précipitent celui-ci au tombeau, dans la fleur de son âge, atteint d'un plomb meurtrier, pour avoir écrit quelques lignes imprudentes ; ils alimentent le mal qui consume celui-là, mal impitoyable dont ses chants les plus suaves n'arrêteront pas, hélas ! les progrès ; ils ravissent enfin à ce troisième sa raison affaiblie depuis long-temps par les commotions dangereuses des passions littéraires : dans sa démence défiante, il avale lui-même l'acier qui doit lui donner la mort. Qu'importe que ces derniers chants soient les plus touchans qui aient jamais vibré sur sa lyre : il n'en subira pas moins la triste conséquence de son imprudente action. Ainsi, ajoute-t-on, toute médaille a son revers ; le bien naît du mal, le mal naît du bien ; tous les objets ont deux faces : rien n'est fixe, absolu, tout est conventionnel. Il semble en effet que les choses soient ainsi ; mais si on parvient à séparer les élémens multipliés et confusément entassés ; si, à l'aide d'une observation sévère des faits on parvient à débrouiller ce chaos et à chasser les épaisses ténèbres de la forme qui masquent aux yeux l'essence et les rapports des choses, on croit voir alors que ces mouvemens, confus en apparence, sont habilement coordonnés entre eux ; que ces passions, qui paraissent perturbatrices au premier abord, sont précisément les pivots nécessaires autour desquels tout doit rouler ; que ces phases de lumière et de ténèbres, de pleurs et de joie, de prospérités et de misère, ne sont que des points de vues différens du même astre, pure et inaltérable. Alors il s'élève au fond du cœur cette pensée consolante que l'homme possède dans les travaux séculaires de son intelligence les seuls moyens puissans de réhabiliter sa race. Qu'il n'en désespère donc jamais : que si, parfois affligé d'observer tant de disparates, tant de turpitudes élevées et tant de calamités opiniâtres, il baisse la tête en signe de découragement, qu'il la relève bientôt après et porte ses regards en arrière, sur le passé pour y puiser des leçons fécondes, autour de lui sur le présent, pour l'observer scrupuleusement et en séparer les élémens dissemblables ; enfin, en avant, sur l'avenir, pour y entrevoir le développement gradué, difficile, des germes heureux antérieurement semés. Mais quelle

route l'homme perdu dans ce dé-
dale, devra-t-il suivre pour parvenir
aux régénérations successives qui doivent insensiblement améliorer sa desti-
née ? Devra-t-il, se livrant tout d'abord
à la fougue de son imagination, enfan-
ter des hypothèses et les poursuivre par
de vagues efforts ? Devra-t-il chercher la
vérité dans une direction unique et ex-
clusive ? Nous ne le pensons pas. Il faut
qu'il demande ces vérités à toutes les
branches des connaissances humaines,
il faut qu'il en examine les résultats et
voie si ces résultats s'accordent ou se repoussent. S'il s'aperçoit que ces résultats
ne présentent que des idées avortées,
qu'il observe sur une grande échelle ce
qui se passe autour de lui, et, si ce
dernier ordre de conséquences offre de
nombreuses similitudes avec les pre-

mières, qu'il en déduise des lois qui lui servent comme de jalons sur son chemin. Mais pour une telle tàche, le temps est bien rapide, la paresse humaine est bien forte, la perspicacité de l'esprit se fatigue bien vite et les faits précis se présentent bien rarement. Quelles que soient cependant les difficultés, il ne faut pas désespérer de les vaincre : c'est du reste le seul moyen de salut. Si dix hommes ne suffisent pas, que cent se mettent à l'œuvre ; que chacun y apporte sa quotité. Tels sont les efforts dont on rivalise chaque jour en faveur de l'hygiène ; telle est l'importance légitime qu'elle est digne d'acquérir.

La matière de l'hygiène est immense, avons-nous dit ; toutes les connaissances humaines viennent y aboutir comme à un tronc commun. L'hygiène emprunte à la physique ses explications, à la chimie ses analyses, à la botanique ses recherches, à la géologie ses hypothèses, à la physiologie les données de ses expériences, à la psychologie ses investigations profondes, et à la morale ses lois immuables. Elle s'associe aux théories comme aux résultats pratiques, et ne dédaigne pas de descendre avec le vidangeur jusqu'au fond de son égout, au sortir même des entretiens les plus élevés sur les mobiles et sur les destinées de l'homme. Un rien l'inquiète, un rien appelle sa sollicitude. Il n'est pas jusqu'au courant d'air qui passe, jusqu'aux couleurs des tissus dont on s'habille, jusqu'à la température d'un bain, jusqu'aux assaisonnemens d'un mets, qui n'éveille son attention empressée. Mais elle n'est pas toujours bornée à une tâche aussi petite, et elle s'élève quelquefois jusqu'aux considérations les plus utiles. C'est elle qui doit rechercher l'influence des climats et des territoires sur le corps et sur l'intelligence de l'homme... Questions graves, long-temps controversées et d'une importance colossale. C'est elle qui, pénétrant dans nos demeures particulières, dans nos villes, dans nos lieux publics, nous enseigne à les rendre salubres, en y ménageant convenablement et l'espace et l'air et le jour; qui, visitant nos campagnes, y observe les salubrités respectives des différentes habitations et des divers genres de culture; qui, étudiant nos hôpitaux, se plongeant dans nos prisons et dans nos bagnes, nous en rapporte la connaissance des misères qui s'y sont passées, en même

temps que la formule des améliorations
qui y sont nécessaires. C'est elle qui,
communiquant avec le laboureur, avec
le carrier, avec le peintre, avec l'homme
de lettres, s'enquiert des incommodités
que chacun reproche à sa profession,
et déduit de leurs plaintes vérifiées,
des conseils qui peuvent leur être utiles. Les services de l'hygiène seraient
déja assez grands, en supposant même
qu'ils s'arrêtassent là. C'est peu pour
elle; elle ose porter plus loin ses vues.
Sous son patronage, il est permis d'examiner les questions morales de la plus
haute portée. Quel est le profit moral
et physique que la société retire des
différentes maisons de détention, de
quelque nom que l'on les nomme?
Quelle est au juste la valeur des prédispositions organiques et des instincts

naturels dans l'appréciation et des vertus et des vices et des crimes. Quelle
est au juste l'influence des relations sociales sur ce même ordre de faits ? Il
est encore permis d'étudier le rapport
précis qui existe entre l'esclavage ou la
liberté, l'ignorance ou les lumières, la
misère ou l'aisance générale, et le développement plus ou moins parfait de
l'homme sous les rapports physique,
moral et intellectuel. Il est bon en outre
d'approfondir les sources mystérieuses
de la population, sa force différentielle
selon les âges de ceux qui la composent, et les conditions de parallélisme
qu'elle doit présenter avec les moyens
de subsistance, pour qu'elle soit un
bienfait, et non pas un fléau. Et, résu-
mant ces importantes recherches, pous-
sées aussi avant que possible dans l'ob-

scurité de sages , il serait à désirer qu'on présentât l'histoire naturelle de l'homme dans les différens siècles , et qu'on essayât de résoudre d'une manière plausible quelle est l'influence de l'état social sur la race humaine, et quelles sont les chances qui doivent se déployer dans l'avenir en faveur des Sociétés. Quelques-unes de ces questions ont déjà été abordées timidement ; quelques autres sont encore sous la sentence du juge ; d'autres enfin ne se sont point encore présentées au jour. Il y a tout lieu de croire qu'elles seront toutes évoquées tour à tour de l'indifférence dans laquelle elles se perdent , et que tour à tour elles recevront une solution applicable aux destinées de l'homme individuel et de l'humanité tout entière.

Ces résultats des recherches les plus

scrupuleuses, ces données de la science la mieux élaborée, doivent-ils rester à tout jamais le partage exclusif des savans qui les ont découverts, et du petit nombre d'intrépides lecteurs qui vont les recueillir dans leurs livres? Comme ils intéressent également tous les membres de la Société, et toutes les divisions industrielles qu'elle renferme, n'est-il pas à désirer qu'ils soient mis à la portée de tous, et que chaque homme, chaque profession sache à peu près ce qu'il lui importe de connaître sur l'hygiène, afin qu'il s'y règle avec plus de précision, pendant ses travaux comme pendant les autres actions moins sérieuses de sa vie? Ce sont ces réflexions qui nous ont engagé à tenter le travail qui va suivre. Nous avons tâché de n'y rien omettre d'important. Notre désir serait qu'après l'avoir médité, l'artiste dramatique se sentît plus instruit des véritables conditions de sa santé et de son bonheur, et plus porté à les rechercher.

Il était des détails minutieux qui exigeaient des renseignemens précis, que pouvaient seules nous donner les personnes de la profession. Les articles distingués auxquels nous les avons demandés ont, en général, montré une obligeance dont nous les remercions sincèrement. Plus de bienveillance de leur part, et plus de reconnaissance de la nôtre, seraient également au-delà des domaines du possible.

Sous le vain prétexte de ne rien omettre des causes, même les plus minimes, qui sont capables d'agir sur l'artist edramatique, il nous eût été facile d'étendre à l'infini cet ouvrage. Nous avons préféré de n'avoir égard qu'à celles qui naissent directement de ses occupations et des tendances morales que ces mêmes occupations éveillent en lui, nous renfermant ainsi dans un horizon spécial et limité, pour en examiner, avec plus de soin, les points de vue les plus variés et les circonstances les plus fugitives. A ceux qui se sentent une constitution infatigable, les recherches audacieuses et lointaines dans les terrains inégaux de la science; à nous, dont l'haleine est plus faible, quelques plantes amies à protéger contre les insectes et les herbes malfaisantes.

EXPOSITION.

La classe nombreuse des artistes dramatiques, si intéressante par les talens qu'elle
renferme en son sein, et par les plaisirs délicats dont elle est pour nous la source, n'a
point encore attiré, d'une manière spéciale,

les regards du médecin observateur. L'hygiène ne s'en est encore que bien peu occupée. C'est à peine si dans l'utile et charmant ouvrage de Ramazzini sur les maladies des artisans, on trouve quelques pages consacrées à ce genre de recherches. M. Rostand, dans ses deux volumes d'hygiène si élégamment écrits, n'a fait qu'effleurer un sujet aussi vaste. Le grand dictionnaire des sciences médicales n'est pas plus riche sur ce point. Consultez les auteurs, vous y trouverez bien quelques pierres éparses, mais nulle part un pan de muraille, nulle part une portion d'édifice, il reste complètement à faire; nous essaierons de l'élever, si l'œuvre est au-dessus de nos forces, un plus habile profitera peut-être de notre travail. Heureux, si nous parvenons à être utile à une classe qui possède déja nos plus vives sympathies! Heureux, si le soir, sur la scène, un chanteur qui vient de recouvrer sa voix, un acteur comique sa gaîté, le doivent un peu à nos conseils!!

L'artiste dramatique comme homme, et comme homme faisant partie de la grande société, est soumis à des influences générales

qui lui sont communes avec les autres individus de son espèce. Il est de plus soumis,
comme exerçant une profession, à des influences spéciales dépendant de la nature de
cette profession, et du milieu dans lequel elle
se développe, elle s'exerce. C'est sous ce double
point de vue que nous devrons le considérer,
en insistant cependant particulièrement sur le
dernier : c'est sous ce double point de vue
que nous devrons étudier les modifications
qui s'opèrent dans sa santé, pour les prévenir,
si elles doivent être fâcheuses, ou pour les aider, dans le cas contraire. Influences extérieures et professionnelles, physiques, morales et intellectuelles; voilà donc la triple
surface par laquelle le monde extérieur tel
que Dieu ou tel que les hommes l'ont fait,
vient frapper la vie de l'artiste dramatique, et
l'ébranler avec plus ou moins de succès.

Opposons à ces attaques continuelles une
résistance énergique et raisonnée; anéantis-
sons par notre vigilance les effets trop souvent
funestes des causes destructives qui nous environnent. Montrons-nous dignes des avantages inappréciables de la santé, par les soins
que nous prendrons à la conserver.

L'air, soit par sa température, soit par son état hygrométrique, exerce une influence immense sur l'artiste dramatique. C'est l'air qu'il doit accuser de plusieurs des maladies qui peuvent l'affliger. Que nous le considérions oisif dans les coulisses, attendant avec plus ou moins d'anxiété le moment de paraître en scène ; que nous l'envisagions dans ces instans plus heureux où il fait partager aux spectateurs charmés les émotions qu'il semble éprouver lui-même ; que nous le suivions enfin au bruit des applaudissemens, à travers les couloirs par lesquels il passe pour se rendre dans sa loge, nous aurons toujours à l'avertir des dangers auxquels il s'expose par son peu de prévoyance à se défier de l'air qui frappe ses joues, sa tête, sa peau chaude et humide, de l'air qui se précipite dans sa poitrine. Vains périls, s'il sait les prévoir et se prémunir contre eux ; dangers inévitables, s'il les dédaigne ! Nous serons naturellement amenés à parler ici des conditions hygiéniques qu'il serait à désirer que les loges des acteurs et les coulisses pussent remplir pour ne point entraîner de résultats fâcheux.

L'artiste dramatique se nourrit et se désal—
tère de son mieux. Il a raison s'il choisit ses
alimens, s'il se modère dans ses boissons, s'il
prend soin d'harmonier les heures de ses repas avec celles des fatigues de sa profession :
il a tort, s'il s'avise de suivre une conduite
opposée. Les résultats se développeront bientôt d'une manière toute différente, heureuse
dans le premier cas, déplorable dans l'autre.

Que l'artiste dramatique, hors des jeux de
la scène, se pavane pompeusement sur nos
promenades ou bien chemine tristement, les
habits en lambeaux, ou bien, ce qui est
mieux encore, soit vêtu comme les autres ci-
tadins, il importe assez peu au but de ces
essais : pourvu que, pendant les heures où il
devient marquis, roi ou valet, ses vêtemens
présentent les conditions hygiéniques que
nous désirons, nous lui ferons facilement
grace de quelques minutieuses tracasseries
qui, le poursuivant au-dehors, malgré qu'il
en ait, nous rendraient à ses yeux ennuyeux
sans être utile. Qui ne sut se borner ne sut jamais faire de l'hygiène pratique.

Tous ces sujets, que nous nous efforcerons

de rendre le moins monotones possible , nous conduiront à l'examen des organes tant internes qu'externes , qui entrent le plus fréquemment en exercice chez l'artiste dramatique , pendant qu'il déploie sur la scène les ressources de son art. Nous le montrerons tour à tour réalisant d'une manière plus ou moins complète les idées les plus ingénieuses de la gymnastique au milieu de ces mouvemens sans nombre , de nature diverse dont il accompagne les passions qu'il veut exprimer; developpant avec avantage ses organes vocaux , si la prudence en règle chez lui le jeu ; se préparant au contraire à des maladies graves , à la perte insensible de sa fortune et de sa gloire , s'il en abuse. Nous le prendrons enfin plus ou moins agité des sentimens divers dont il se rend l'interprète. Ces passions plus ou moins vivement ressenties , réagiront dans la même mesure sur les fonctions intérieures selon des rapports inégaux , en developperont l'énergie , ou bien en troubleront la régularité , ou bien encore en exagéreront l'exercice. De là une foule de prédispositions fâcheuses ; de là plusieurs affections morbides; de là plusieurs conseils importans.

Les fatigues intellectuelles, autre cause de maladies nombreuses, se présentent plus rarement chez les artistes dramatiques. Non que plusieurs d'entre eux ne se livrent souvent à un exercice violent et prolongé de l'intelligence, mais c'est qu'en général, les autres obligations que leur profession leur impose, procurent à leur cerveau une dérivation salutaire. Il en est cependant qui, soit à cause d'études plus consciencieuses et plus approfondies, soit conséquemment à une constitution plus délicate, soit par l'effet inévitable d'une prédisposition toute particulière, contractent quelques-unes des maladies spéciales qui affligent ordinairement les gens de lettres. Ce sera pour eux que nous exposerons succinctement les principales lésions morbides qui peuvent ébranler l'organisme par suite de veilles imprudemment prolongées, par suite d'une tension intellectuelle trop longtemps soutenue, ayant soin de présenter la consolation auprès de la menace, et les avis, capables de les rendre nulles, à côté des craintes légitimes d'une prévoyance facile à s'effaroucher.

Mais parmi les causes dont l'influence se fait le plus vivement sentir à la santé de l'artiste dramatique, il n'en est pas d'aussi énergiques, d'aussi tenaces que celle du vin, du jeu et de l'amour. Trépied fatal ! trop fécond en convulsions stériles ! Combien d'artistes, hélas ! ravis à la fleur de l'âge, tous victimes de ces passions ! Combien d'autres, moins heureux pour avoir survécu, traînent dans une fange honteuse les haillons de leur belle jeunesse et de leurs beaux talens qui ont trompé tant d'espérances ! Que de teints pâles, d'yeux caves, de figures amaigries et ridées, de voix sans fraîcheur et sans timbre parmi ces femmes attrayantes peu de temps auparavant par une beauté ou par une grace, toutes fanées et décrépites maintenant, pour s'être abandonnées à d'imprudens excès !

Une autre passion, passion de famille, pour ainsi dire, plus sourde dans sa marche, et quelquefois aussi funeste, c'est cette jalousie si commune parmi les artistes dramatiques. Louable quand elle ne dépasse pas les limites d'une noble émulation, elle produit quelquefois de tristes résultats, quand elle s'abandonne

à ses emportemens ou qu'elle nourrit elle-même
dans l'ombre le ver qui la ronge. Nous indiquerons le mal, nous en ferons voir les conséquences nécessaires sur la santé, et s'il faut
aux avis de l'art ajouter ceux du sentiment,
nous le ferons avec effusion, du moins, si ce
n'est avec succès.

N'était-ce donc pas assez des causes qui
naissent avec une certaine légitimité des occupations ordinaires de l'artiste dramatique, pour
moissonner à grands coups de faulx tant de
belles formes, tant de naturels heureux, tant
de gracieux visages, et fallait-il que des influences sociales, puissantes, inévitables,
s'empressassent encore à·les aider dans leur
tâche ? Nous voulons parler du préjugé. Sous
ses griffes de fer, l'intelligence se rétrécit
quelquefois, le cœur se décourage, les sens se
révoltent, l'ame perd de jour en jour son
énergie native, et l'homme à qui il en reste
assez encore pour sentir son injuste dégrada-
tion, ou bien en gémit, devient mélancolique
et valétudinaire, ou bien s'en indigne, et,
follement rebelle à la fatalité qui l'opprime,
consume dans les secousses d'une résistance

dédaigneuse ses forces et sa dignité, dont la perte ne fait que justifier son implacable ennemi. Tels sont les cas extrêmes. Il y a en outre d'autres personnes qui réussissent, à force de mérite et de vertus, à payer la rançon des disgraces sociales attachées à leur profession. Nous en connaissons plusieurs; et leur nombre s'accroît sans cesse. Mais ce même préjugé n'a-t-il pas quelquefois ses avantages? Les époques dans lesquelles il s'affaiblit ne recèlent-elles pas de graves inconvéniens pour l'artiste et pour son art? Est-il défendu d'aspirer à une ère plus favorable? Nous effleurerons ces diverses questions.

Voilà donc en définitive le plan que nous proposons de suivre. Tels sont les divers sujets sur lesquels porteront nos réflexions; tel est l'ordre dans lequel elles auront lieu. Nous serons aussi sobres qu'il nous sera possible de citations scientifiques, voulant instruire solidement, sans être pour cela inintelligible à nos lecteurs : nous semerons nos observations d'anecdotes et de faits plus ou moins intéressans, ayant trait au sujet en question et capables de le faire mieux comprendre. Puissions-

nous parvenir à ce double but ! Puissions-
nous présenter à l'artiste dramatique le breu-
vage de la santé sous des apparences si peu re-
poussantes qu'il n'y répugne nullement et le
prenne tout d'un trait !

LIVRE PREMIER.

INFLUENCE DES CAUSES EXTÉRIEURES PHYSIQUES.

SECTION PREMIÈRE.

INFUENCE DE L'AIR ATMOSPHÉRIQUE.

CHAPITRE PREMIER.

DE LA TEMPÉRATURE.

ARTICLE PREMIER.

Considérations générales.

L'air, ce fluide élastique qui nous environne, qui nous presse, qui agit à chaque instant de notre existence sur notre organisme tout entier, soit en facilitant l'évaporation des liqueurs qui suintent à la surface de notre corps, soit en vivifiant le sang qui anime toute notre économie, l'air est d'une étude indispensable pour tous les hommes. Ses effets sont si certains, si variés qu'il est nécessaire de les connaître, pour les prévenir ou pour les favoriser. Sans cette connaissance, nous serions éternellement à la merci de ses injures et de ses caprices. Elle importe à chacun de nous, soit dans nos réunions, soit dans notre intérieur, quelque profession que nous ayons embrassée, quelque métier que nous fassions. Mais elle n'est à personne plus utile qu'à l'artiste dramatique, lui qui y est baigné à toutes les températures, à tous les degrés d'humidité, lui qui y est plongé dans toutes ses impuretés, lui enfin qui doit voir en ce fluide le véhicule de sa gloire. A combien de titres ne lui est-il donc pas intéressant d'en savoir les propriétés et les états ? par combien de justes et de pressantes raisons ne doit-il point s'efforcer d'en apprécier la nature, et d'en éviter les dangers ?

L'air agit sur nous d'une infinité de manières. Cependant une de ses plus puissantes actions consiste dans la chaleur qu'elle nous transmet. Cette chaleur varie dans ses degrés, selon plusieurs circonstances qu'il n'est pas de notre sujet de rappeler ici. Chaque homme vit ordinairement au milieu d'une certaine température à laquelle l'habitude l'a soumis depuis longtemps. Il s'y trouve mal ou bien, y est prédisposé à telle ou telle sorte de maladie, selon l'élévation ou l'abaissement de cette température. Quoi qu'il en soit, il arrive,

en général, qu'elle ne lui est jamais aussi nuisible que s'il ne l'avait point éprouvée depuis
un grand nombre d'années, qu'elle le serait,
par exemple, à un étranger.

La température, à raison de son intensité
possède des influences générales et spéciales
sur la santé de l'homme, sur l'équilibre de ses
fonctions intellectuelles, et sur l'ensemble de
ses actions. Ces influences sont tantôt fâcheuses et tantôt favorables. L'action de l'air ne
s'arrête pas aux surfaces visibles de notre
corps, elle pénètre en outre jusqu'à notre intelligence, jusqu'à notre ame, les énerve ou
leur donne une noble vigueur. Qui ne sait l'influence de la chaleur sur notre appareil musculaire, sur l'énergie de notre volonté, et sur
l'étendue de nos facultés ! Depuis le lazzaroni,
fainéant et pervers, qui traîne nonchalamment
sa paresse et son ignominie à la prison ou à
l'échafaud, jusqu'à Milton, tombant pendant
l'été dans un accablement qui approchait de
de la stupidité; depuis l'asiatique indolent par
caractère jusqu'à ce jeune homme de huit

ans, dont parle Dodart, au génie si précoce, et qui perdait toute sa mémoire au temps des canicules, pour la recouvrer dès que l'air était rafraîchi ; jusqu'à Lancisi, ce grand médecin des papes, qui avouait que, pendant les grandes chaleurs, s'il ne soufflait point de vent frais, il était incapable de penser et d'écrire ; quelle innombrable variété d'effets énervans produits par la chaleur !!! Des calculs statistiques ont prouvé à différens observateurs que les aliénations mentales étaient plus fréquentes pendant l'été que durant l'automne et l'hiver, que les crimes contre les personnes se commettaient principalement durant la saison des chaleurs, tandis que les crimes contre les propriétés s'exécutaient plutôt pendant les rigueurs du froid ; que sur cent crimes d'attentats à la pudeur, il y en a trente-six en été, vingt-cinq au printemps, vingt-un en automne, et dix-huit seulement en hiver ; et qu'enfin dans nos climats le plus grand nombre des décès avait lieu en janvier, et le plus petit en juillet. Mais toutes les saisons ne sont pas marquées d'autant d'inconvéniens ; tous les climats ne présentent pas les mêmes conséquences ; mais les températures les plus défavorables sous certains points de vue, ne le sont pas également sous d'autres. Qu'y a-t-il de plus doux que le printemps ! y a-t-il un moment de l'année où l'on éprouve plus de plaisir à vivre ? Dans cette saison, l'imagination n'est-elle pas plus éveillée que jamais, les corps ne sont-ils pas plus alertes ? Ne renaissons-nous pas à l'énergie, à la joie, à la fécondité, de concert avec toute la nature brute, de concert avec tous les autres animaux qui la peuplent et qui l'animent. Pareillement ne nous vante-t-on pas tous les jours les climats heureux de l'Italie, des îles fortunées et des hauts plateaux du Mexique, où l'on peut vivre sans s'en apercevoir, tant l'air y est doux, la nature prodigue, et l'homme peu désireux. Le froid lui-même, recherché et évité à volonté, n'a-t-il pas ses plaisirs, souvent supérieurs à ceux que procurent d'autres saisons moins rigoureuses ? ne retrempe-t-il pas nos forces corporelles et notre activité musculaire? ne nous excite-t-il pas à l'étude? ne nous rassemble-t-il pas dans nos lieux publics, dans nos soirées où les intelligences se confondent, se communiquent, où les esprits étincellent par leur choc réciproque, où les mœurs s'adoucissent, où la civilisation se faufile. Les moyens mêmes que notre industrie emploie pour obvier à l'incommodité d'une température trop basse, ne recèlent-ils pas des délices intimes?

N'est-ce pas auprès de son feu que Newton s'immortalise, que Molière consulte sa servante, et que la bonne mère s'occupe des soins de son ménage? n'est-ce pas autour du foyer que se rassemblent les douces causeries d'hiver, les repas que la joie embellit et absout, les veillées de famille, les discussions de l'artiste et les rêveries du poète? Auprès du feu on oublie quelquefois et les heures qui s'envolent, et la neige qui tombe à flocons, et les travaux et les chagrins qui nous attendent au seuil, avec la bise glacée. Ces plaisirs, ces récréations, ces douces joies sont d'un vif intérêt pour l'hygiène ; elle aime à les voir naître, connaissant leur influence salutaire sur la santé de l'homme.

Mais si cette température n'est pas égale, si elle varie continuellement et sans régularité, si elle change par secousses : si l'homme même et sans qu'il y ait de la faute de la saison, passe imprudemment et sans gradation d'un air froid dans un air chaud, ou, pis encore, d'un air chaud dans un air froid, c'est alors surtout qu'il s'expose à contracter une infinité de maladies, toutes plus fâcheuses les unes que les autres. De là, naît cette foule d'affections du tube digestif et du foie, qui, dans les saisons chaudes, affligent tant de malheureux patiens : de là naissent ces innombrables maladies de poitrine qui, dans les climats tempérés, enlèvent à la population sa plus brillante espérance. Qui n'a éprouvé lui-même les influences d'une chaleur excessive ? qui ne sait au contraire les effets toniques ou inflammatoires du froid, selon son degré d'intensité, selon l'état des surfaces sur lesquelles il est appliqué. Hélas! et qui n'a vu aussi descendre lentement au tombeau quelques-unes de ces jeunes victimes, au corps de squelette, aux étouffemens effrayans du soir, aux petites fièvres hectiques, aux sueurs abondantes du front et de la poitrine, aux ongles déformées, aux expectorations nauséabondes, aux projets de voyage ou de fête pour un lendemain qui ne luira pas sur elles, impuissantes retardataires de la mort, et qu'on appelle ordinairement des poitrinaires.

ARTICLE II.

Applications à la santé de l'artiste dramatique.

Eh bien! l'artiste dramatique est soumis à cette multitude de causes morbides. S'il habite un climat où le froid soit excessif, que sa maison soit bien fermée, bien échauffée, et qu'en s'exposant à l'air extérieur, il soit convenablement couvert, selon sa sensibilité au froid, et selon le degré que le thermomètre indique : qu'une nourriture substantielle , que des boissons convenablement alcoolisées et excitantes viennent journellement raviver ses forces et augmenter sa chaleur vitale. S'il habite des régions brûlantes , qu'il prenne garde aux variations atmosphériques qui y sont fréquentes ; qu'il ne se laisse point tenter au plaisir ou à la nécessité de passer quelquefois la nuit , couché et endormi sur la terre nue ; qu'il évite les excès de table et l'abus des boissons alcooliques qui le surexciteraient en pure perte. S'il habite une région tempérée , qu'il se couvre selon la saison , et redoute surtout le passage subit du chaud au froid. Si chez lui et dans la rue il lui importe d'être prudent sur ce point , c'est principalement au théâtre qu'il doit y apporter une extrême vigilance. En effet il passe , en supputant les répétitions et les représentations , une partie de sa vie dans ces régions fraîches et humides que les rayons du soleil n'ont jamais vivifiées. La chaleur factice de quelques lampes y élève presque seule la température. Heureux quand

un conduit calorifère y vient réchauffer et
l'air et ceux qui le respirent. En hiver, il n'a
souvent pas de feu dans sa loge; il est obligé
d'y changer ses vêtemens sous le contact d'un
air glacial. Qu'il soit alerte, qu'il se presse; sa
santé dépendra de sa promptitude. En été,
l'air qu'il respirera dans cette loge sera souvent beaucoup plus frais que l'air extérieur.
Comment s'en trouvera-t-il lorsqu'il arrivera
du dehors ou de la scène, innondé de sueur.
Dans les coulisses les dangers croissent encore. Quelle multitude d'allées, de portes, de
fissures entre les décorations par lesquelles
l'air se glisse, par lesquelles des courans trop
petits et trop froids s'établissent et peuvent ri-
valiser en résultats fâcheux. La famille dou-
loureuse des rhumatismes en est un des plus
légers. Sur la scène les choses prennent quelquefois une nouvelle face. A la levée du rideau, l'air de la salle, échauffé par les lustres
et par les émanations respiratoires et cutanées
des spectateurs, tend à se mettre en équilibre
avec celui de la scène. Ils se mêlent bientôt,

et si l'air que respire alors l'acteur est moins pur qu'il l'était auparavant, il est du moins un peu plus chaud, quand l'étendue de la scène ne s'oppose pas à ce bienfait. Mais cet état ne dure pas long-temps, l'artiste est bientôt obligé de quitter la scène pour faire place à de nouveaux personnages. A combien de périls ne peut-il pas être exposé dans ce moment, si sa circulation se ralentit, si l'érection de son système nerveux vient à cesser! que de longues douleurs peut lui causer un instant d'imprudence!!!

S'il exerce sa profession dans un climat où le froid soit rigoureux, elle n'entraîne pas pour lui les mêmes inconvéniens, parce que, en général, dans ces pays, les moyens de résister énergiquement contre l'âpreté de la saison sont mieux entendus et ne sont nullement négligés. Il en sera de même et par une raison opposée, s'il l'exerce en des régions où la température ordinaire soit très élevée. Dans l'un comme dans l'autre cas, il n'a guère à se prémunir que contre les influences climatérielles.

Il serait à souhaiter que, l'hiver, la scène et les coulisses fussent constamment tenues à une température de six à dix degrés de Réaumur, soit durant les répétitions, soit pendant les représentations; que les loges des acteurs fussent réchauffées dans les mêmes proportions, au moyen d'un grand nombre de tuyaux calorifères qui, partant d'un foyer commun, suivraient ensuite plusieurs directions calculées. A l'aide de cette chaleur douce et universellement répandue, on ne redouterait plus ni les différences de température, ni les courans d'air frais. Ces améliorations ont déja été exécutées en partie dans plusieurs théâtres, parmi lesquels nous citerons le grand Opéra. Et depuis, combien n'a-t-on pas eu lieu de se louer de les avoir faites. L'été, il serait nécessaire aussi que la scène et les coulisses et les loges fussent largement ventilées avant la représentation.

A défaut de ces moyens que la raison indique, et qu'une économie mal entendue peut seule dédaigner, il est du moins permis d'employer quelques précautions particulières, et ces précautions les voici. Que l'artiste qui vient de jouer un rôle fatigant, s'il ne doit pas reparaître bientôt après en scène, ne reste pas immobile dans les coulisses et ne s'y laisse pas refroidir : qu'il parle le moins possible, et qu'il ait soin de s'envelopper d'un ample vêtement, dont l'étoffe soit de laine blanche, s'il est possible. Les artistes du sexe féminin sont quelquefois forcées de se priver de la chaleur d'un grand schall ou d'un manteau, pour ne pas déranger l'économie de leur toilette; dans ce cas, elles feraient bien de s'abriter derrière un paravent. Si la loge de l'artiste est loin de la scène, et qu'il lui faille, pour s'y rendre, traverser de longs couloirs, qu'il s'y rende avec vitesse, et tienne, en marchant, au-devant de sa bouche et de ses narines, un mouchoir, de manière à ce que l'air, avant d'y pénétrer, séjourne quelques instans entre ce mouchoir et sa figure, s'y imprègne d'une certaine quantité de chaleur, et n'apporte à ses poumons qu'un fluide tiède et bienfaisant. Qu'en arrivant dans sa loge pour changer de l'abandonnait, il était essoufflé à la moindre fatigue, et ses forces s'en allaient de jour en en jour. Il attribua son mal à des courans d'air frais qui, au théâtre, l'auraient surpris, tandis qu'il était encore échauffé de la scène. Le marasme augmenta de plus en plus, tout le cortège fatal des symptômes de la phthisie vint successivement prendre place dans son être exténué, et il s'éteignit, après deux mois de maladie, dans la trente-huitième année de son âge.

ARTICLE IV.

Observation d'une jeune actrice morte d'une pleu-résie contractée au théâtre.

Nous nous souviendrons toute notre vie d'avoir donné nos soins à une jeune actrice, qui fut ravie à l'existence de la manière la plus malheureuse au milieu de ses triomphes. C'était dans une grande ville de province; elle venait d'y jouer le rôle d'Hermione avec une supériorité de talent incontestable. Au sortir de la scène, elle rencontra sur son passage quelques-uns de ses fervens admirateurs dont les éloges la retinrent immobile pendant à peu près une demi-heure. C'en était trop : le froid piquant qu'il faisait alors la saisit : elle fut prise de frisson, d'un violent point de côté, d'une fièvre ardente, et fut contrainte de se mettre au lit. Elle nous fit appeler. Pénible ministère! Tous nos efforts furent infruc-tueux. Les médications les mieux appropriées n'arrêtèrent pas d'une seconde la marche effrayante de la maladie qui envahissait également les deux poumons. Quelles douleurs n'a-t-elle point souffertes! quel attendrisse-ment n'a-t-elle pas excité parmi ceux qu'on admettait à l'honneur de lui prêter leurs derniers secours. Nous l'avons entendue dans un de ses momens de vague délire, murmurer à voix basse et entrecoupée, ces tristes mots.... ravie.... naissance.... fin.... qui nous rappe-lèrent quelques vers touchans d'Iphigénie (1).

(1) Peut-être assez d'honneurs environnaient ma vie ,
  Pour ne pas souhaiter qu'elle me fût ravie,
  Ni qu'en me l'arrachant, un sévère destin,
  Si près de ma naissance , en eût marqué la fin.

CHAPITRE II.

INFLUENCES DE L'OBSCURITÉ ET DE L'HUMIDITÉ.

ARTICLE PREMIER.

Descriptions de leurs effets sur la santé de l'homme.

Deux autres qualités de l'air, indispensables à la santé de l'homme, ce sont et l'action plus ou moins prolongée des rayons solaires sur ce fluide, et un certain degré d'humidité qui en rende utiles le contact et l'absorption. Si, au contraire, il n'a point été vivifié par la lumière solaire, s'il tient en suspension une quantité d'eau trop considérable, il devient malsain, et se change en un poison lent qui détruit graduellement l'existence humaine. Dans le premier cas, l'homme s'étiole ainsi qu'une plante privée depuis long-temps de la douce influence de la lumière. Sa peau laisse bientôt sa couleur nuancée de rose pour en revêtir une pâle et blafarde; ses tissus, perdant de leur ancienne fermeté, flottent au gré du moindre mouvement; les glandes de son corps acquièrent une exubérance qui en déforme les contours; sa poitrine, son abdomen, son cerveau se remplissent de sérosité, à des degrés différens; ses os mêmes, pervertis dans leur nutrition, deviennent d'un volume hideux, ou se courbent de mille manières fâcheuses; il est enfin l'éternel foyer des maladies chroniques de la peau. Toujours languissant, toussant, crachant, mangeant peu, dormant moins encore, fréquemment incommodé de phénomènes morbides digestifs, il traîne une vie infortunée, à charge à lui-même et aux autres. Qui douterait enfin des lésions qu'une profonde obscurité peut occasioner, en sachant qu'un grand nombre de maladies n'apparaissent que la nuit, et que toutes sont plus ou moins modifiées par elle?

Dans le second cas, combien de résultats plus funestes encore ! soit que l'humidité dont l'air est imprégné dépende du sol et de ses productions variées, des eaux de différente nature qui le baignent, des constructions que l'homme y a déposées et qui peuvent agir par la qualité de leurs matériaux ou par leur disposition relative, soit qu'elle tienne aux évaporations propres de l'homme, ou bien à la réunion de ces deux sortes de conditions, elle ne laisse pas que de le modifier et de remuer profondément son organisme. Nerfs, sang, sécrétions, nutrition, tout ressentira la pernicieuse influence. Sa peau n'aura presque plus de fluide perspiratoire qui la lubréfie; des hydropisies de toute espèce viendront l'affliger, des diarrhées séreuses le feront languir, des fièvres muqueuses séviront à chaque instant sur lui; sa sécrétion biliaire sera augmentée : ses urines présenteront tantôt une simple prédominance de leur partie aqueuse, tantôt une quantité plus considérable de sels urinaires, tantôt enfin un changement chimique à la suite duquel elles offriront une saveur sucrée; ses poumons et son foie sécréteront en abondance la matière fatale des tubercules : sa peau se décolorera, ses cheveux feront de même ou tomberont; il sera consumé par des maladies intestinales continuelles : ses forces seront prostrées, ses os se déformeront; son cou, gonflé irrégulièrement en avant, offrira l'aspect difforme du goître, affection commune aux habitans des vallées humides; des vers de toute espèce se multiplieront dans ses intestins et dans son foie, se glisseront et vivront dans la chair de ses membres, pour peu qu'ils soient favorisés par une température élevée et par la malpropreté; enfin, pour couronner l'œuvre, apparaîtra le scorbut, avec ses dents branlantes, sa bouche sanglante et ulcérée, avec la peau de ses membres tantôt marquetée de taches livides, tantôt labourée de cicatrices écumantes, et tantôt *desséchée jusqu'à l'os et tannée de noir et de terre à ressemblance d'une vieille houze qui a été long-temps mucie derrière les coffres* (1); avec les ramollissemens de ses os et les cris perçans de ses douleurs.

(1) Le sire de Joinville.

Considérations scientifiques à ce sujet.

Ces résultats n'appartiennent en général qu'à une humidité extrême et long-temps prolongée. Cependant ils peuvent plus ou moins se manifester sous l'influence d'une humidité moyenne, lorsqu'elle est continuelle, ou lorsque la constitution des individus qui y sont exposés, les y prédispose et en facilite le développement.

L'humidité est toujours unie à la température. Plus considérable quand celle-ci ne dépasse pas certaines limites basses ou élevées de l'échelle thermométrique, elle devient à peu près nulle quand le froid est excessif ou quand la chaleur est extrême, parce qu'alors elle est ou bien solidifiée, et réduite en glace ou en neige, ou bien volatilisée, et réduite en vapeurs qui s'élèvent dans les hautes régions de l'atmosphère. Dans nos climats et dans beaucoup d'autres, c'est ordinairement l'humidité qui, se combinant avec la température, lui imprime les qualités nuisibles qu'elle revêt souvent.

L'humidité varie sur la terre à raison d'une foule de circonstances. Chacun, pour sa propre salubrité doit s'enquérir de celle de la ville qu'il habite, ou des lieux où il vit ordinairement.

A Paris, l'humidité extrême règne pendant les deux douzièmes de l'année; c'est aux mois de décembre et de janvier, l'humidité moyenne en occupe la moitié; la sécheresse moyenne le tiers : c'est aux mois de mars, d'avril, de juillet et d'août : la sécheresse extrême n'y existe qu'exceptionnellement. Quelles conséquences applicables à la santé de l'artiste dramatique découleront de ces esquisses rapidement présentées? Plusieurs, et de très importantes.

ARTICLE III.

Application des données précédentes à la salubrité des théâtres et à la santé des artistes.

Si l'air de la ville où l'artiste exerce sa profession est ordinairement imprégné d'une

5

minées dans ces deux ordres de localités.
Mais quel embarras! quelle dépense de com-
bustibles! mais la crainte du feu! Ayons donc
recours aux tuyaux calorifères, aux bouches
de chaleur; mais, pour imiter le double effet
nécessaire des cheminées trop dispendieuses
et trop incommodes, prenons soin en outre
que l'air réchauffé par eux trouve dans les
parties supérieures de l'édifice une issue qui
en permette le renouvellement continuel et
gradué. Etablissons donc des cheminées d'appel habilement faites, et tellement calculées
que chaque colonne d'air échauffé ait le temps
de communiquer un peu de sa chaleur aux autres, avant de s'unir à l'air extérieur, et tellement exposées aussi que ce dernier, quel que
soit le mouvement dont il est agité, ne puisse
faire obstacle à la sortie du premier.

Que si ces précautions sont négligées dans
les lieux où il se livre à l'exercice de sa profession, l'artiste, pour y remédier, doit en
prendre d'autres particulières, et d'une application plus facile. Il se tiendra toujours chau-

dement vêtu, il se nourrira des alimens les plus substantiels qu'il lui sera permis de se procurer, et même, dans le cas où l'humidité exercerait déjà sur lui une influence énervante, pourra-t-il en prendre de légèrement excitans, et y ajouter l'usage modéré d'un vin généreux, chaud et sucré, d'un punch au citron, dont la bienfaisante activité réveillera chez lui les forces assoupies, et rappellera sur la périphérie de son corps une transpiration salutaire qu'il se gardera bien de laisser supprimer subitement. Nous lui conseillerons encore de prendre de temps en temps quelques bains aromatiques chauds, ou quelques bains de vapeur, et de se frictionner fréquemment les bras, les jambes et les reins, à l'aide d'une flanelle molle, imbibée légèrement de quelque substance volatile. Ces moyens que recommandaient beaucoup les anciens, que les modernes négligent trop, et qu'il n'est pas pénible de mettre en usage, produisent des résultats heureux.

Il est nécessaire, avons-nous dit, que l'air

dans lequel nous vivons d'ordinaire, soit visité de temps en temps par les rayons du soleil, et que toute notre économie ressente de temps en temps l'influence utile de la lumière. Nous ne regretterons pas ici l'heureuse liberté donnée à la lumière dans la construction des théâtres antiques où elle pénétrait à sa guise, et souvent plus qu'il n'était désirable. Autres temps, autres soins. Nous émettrons seulement l'idée que nous ne pensons pas qu'il serait déplacé de pratiquer dans la toiture un espace plus ou moins large proportionnellement aux dimensions de la scène et des coulisses. Cet espace serait occupé par un vitrage qu'on ouvrirait et fermerait à volonté, et qui permettrait aux rayons directs du soleil, dans les beaux jours, d'animer l'air qui circule si péniblement dans ces parties intérieures du théâtre. Ce vitrage s'obscurcirait au besoin à l'aide de procédés convenables.

A défaut de cette amélioration qui aurait des avantages applicables à toutes les personnes qui, sous un titre ou sous un autre, fré-

quentent habituellement l'intérieur d'un théâtre, nous conseillerons à l'artiste dramatique
de choisir la loge la plus naturellemant éclairée qu'il pourra trouver, exposée au midi, si
le choix est praticable. Qu'on ne prétende pas
que la lumière artificielle des lustres, des
quinquets et autres moyens d'éclairage, rem-
place suffisamment la lumière solaire. On exa-
gérerait, et l'on aurait tort. Il est vrai que,
sous ce point de vue, la clarté que répandent
les lustres vaut mieux que l'obscurité la plus
complète. Mais si l'on considère quels autres
inconvéniens la combustion des substances
oléagineuses traîne à sa suite (inconvéniens
sur lesquels nous reviendrons dans une autre
partie de cet ouvrage), si l'on remarque que,
dans le courant du jour, l'intérieur du théâtre
n'est presque pas éclairé, on s'apercevra facilement que tout cet échafaudage de lumières
rabougries ne peut suppléer à celle qui manque. Nous n'avons jamais été de notre vie aussi
frappé de ce fait qu'en pénétrant, un matin,
pour affaires, à travers les coulisses du théâtre

Italien. C'était au mois de mai; le soleil au dehors dardait ses premiers feux, l'air était imprégné d'une douce chaleur; une clarté suave
y répandait la vie et la joie. Dans ces coulisses,
au contraire, quelques lampes dispersées ex-
halaient une lueur blafarde; un air frais et
stagnant touchait désagréablement notre vi-
sage et suffisait à peine à notre respiration.
A ces ténèbres, à cette fraîcheur souterraine,
à ces clartés nébuleuses, nous nous crûmes
plutôt plongés dans un sépulcre, que parcou-
rant en liberté une enceinte où les vivans dé-
ploient aussi souvent et avec tant de bonheur,
toutes les magies de l'existence.

Quelle que soit la réalité des dangers que
nous venons d'indiquer, il arrive heureusement que la plupart des artistes n'en sont
point atteints. Cet avantage, ils le doivent au
mouvement qu'ils se donnent lorsqu'ils sont
appelés dans les coulisses ou sur la scène, au
soin qu'ils ont de n'y pas rester trop long-
temps de suite, et à l'usage qu'ils font des liqueurs généreuses, utiles au moins jusqu'à un

certain point pour cet objet. Mais il est des personnes attachées à l'administration du théâtre, qui y demeurent pendant tout le cours de la journée et n'en sortent que rarement. Chargés de surveiller les ouvriers, ou d'écrire les affaires domestiques de la société dramatique, elles ne prennent que peu de mouvement, et ne changent que rarement, pendant le jour, l'air humide et obscur qui les entoure contre un air plus favorable. Celles-là sont peut-être plus sujettes aux maladies dont nous nous sommes efforcés de faire redouter l'atteinte.

ARTICLE IV.

Observation d'un régisseur affecté d'enflure générale, par suite de l'habitation d'un lieu humide, et guéri par les seuls moyens hygiéniques.

Tel était le cas d'un monsieur S***, régisseur d'un théâtre où nous appelait quelquefois notre profession. Il était alors dans sa quarantième année, et possédait depuis trois ans, la place qu'il occupait. Il nous dit qu'il avait toujours été d'une constitution lymphatique, dont le développement n'avait été arrêté que par la vie active qu'il avait été obligé de mener, mais que depuis qu'il était régisseur, il se sentait bien plus mal et perdait ses forces. Quand nous le vîmes, sa peau était jaune-pâle, luisante, une légère sérosité en infiltrait universellement les tissus subjacens, ses chairs étaient mollasses, le bas de ses jambes était édématié; une grande quantité de glaires lui coulait le matin de la bouche : il n'avait plus d'appétit, ses fonctions digestives étaient à chaque instant troublées; son énergie le quittait, et la plus morose tristesse avait remplacé sur sa physionomie l'expression habituelle de son ancienne gaîté. Nous l'engageâmes à ne pas désespérer de son état, et nous étant assurés que tout cet ensemble de symptômes ne dépendait nullement d'un vice caché et indéracinable, nous commençâmes le traitement. La chambre où il travaillait fût abandonnée pour une autre plus spacieuse, et mieux éclairée; le poêle qui la réchauffait céda la place à une petite cheminée à la prussienne. Nous le couvrîmes de la tête aux pieds de vêtemens de flanelle molle : nous lui recommandâmes de sortir quelques instans au milieu de la journée , de se promener au soleil , et de prendre le plus d'exercice qu'il pourrait. Il prenait soir et matin une grande tasse de tilleul, chaud , aiguisé de quelques cuillerées de vieux rhum. Quelques minutes avant ses repas , il avalait une cuillerée de teinture de gentiane et d'absinthe. Le repas était composé de viandes noires et de bon vin dont la dose fut graduellement augmentée. Deux fois par semaine il se faisait des frictions sèches sur tout le corps, et il prenait une fois par mois un bain de vapeur aromatique. Cette médication dura six mois, au bout desquels sa santé devint plus florissante qu'elle ne l'avait jamais été : ce n'était plus le même homme. Nous avons appris depuis qu'à l'aide de légères précautions , analogues au traitement , il s'était toujours maintenu dans cet état heureux et qui semblait avoir outre-passé ses espérances.

Tel est le genre des affections originaires de

l'humidité dont est imprégné ordinairement l'intérieur des théâtres. Telle est la nature des moyens préservatifs et même curatifs qu'il est important d'employer pour en prévenir ou pour en arrêter les effets.

CHAPITRE III.

INFLUENCE DES VENTS ET DES ÉMANATIONS
DÉLÉTÈRES.

ARTICLE PREMIER.

Précautions à prendre contre les vents.

On lit dans la grande Encyclopédie, article Théâtre, le passage suivant : « Aux soins de l'harmonie du théâtre grec on avait ajouté les soins de la médecine. L'excellent architecte étant garant de la santé de ceux qu'il loge et de ceux qu'il place, Philon n'avait pas cru indigne de ses réflexions de considérer que, sans le secours de son art, la joie des spectacles, agitant extraordinairement le corps, pouvait causer de l'altération dans les esprits. Il y pourvut par la disposition du bâtiment, par la judicieuse ouverture des jours ou entre-colonnes et par l'économie des vents salutaires et des rayons du soleil dont il sut ménager le cours et le passage. Surtout il eut égard au

vent d'occident , parce qu'il a une force particulière sur l'ouïe , et qu'il porte à l'oreille les
sons de plus loin et plus distinctement que les
autres ; et comme ce vent est ordinairement
chargé de vapeurs , ce fut un chef-d'œuvre de
l'art de tourner les jours des portiques avec
tant de justesse , que l'intempérie de l'ouest
ne causât point de rhumes , en interceptant la
transpiration. »

Sans prétendre que l'art de ménager le vent
soit aussi essentiel dans la disposition de nos
théâtres d'à-présent qu'il l'était dans celle des
théâtres anciens dont le système différait tant
du nôtre, nous ne laissons pas de croire qu'il
serait encore important maintenant de consulter la direction ordinaire du vent dans une
localité , avant d'y construire un théâtre. Il
faudrait que les ouvertures extérieures qui
permettent à l'air de circuler, soit dans les
loges des acteurs , soit dans l'intérieur du
théâtre , ne fussent pas exposées de manière
que le vent habituellement régnant pût y pénétrer directement et à pleines bouffées , sur-

tout si ce vent est insalubre. On conçoit qu'il est presque impossible de se mettre à l'abri de tout danger de ce côté, puisqu'il souffle dans l'année plusieurs vents autres que le vent le plus ordinaire. On aura donc beaucoup fait quand on aura pu éviter l'intempérie de ce dernier.

ARTICLE II.

Précautions à prendre à l'égard des ateliers.

Une autre précaution d'une importance beaucoup plus grande encore, c'est que le théâtre ne soit point placé dans le voisinage d'un foyer quelconque d'émanations délétères. La proximité des ateliers doit être surtout redoutée. Ces ateliers sont plus ou moins insalubres. Les uns le sont à raison des gaz qui s'en échappent, d'autres à raison des particules métalliques qui peuvent en être emportées par des courans d'air, d'autres encore à raison des particules terreuses qui sont constamment suspendues dans leur atmosphère : tel serait un atelier de plâtre, etc., etc. Cependant, dans une ville dont la police est bien faite, ces différens ateliers étant, en général, relégués dans les faubourgs limitrophes, il y a peu à présumer qu'ils puissent incommoder les théâtres qui se construisent d'ordinaire dans les quartiers du centre. Ainsi, nous ne nous arrêterons pas davantage sur ce point de vue.

ARTICLE III.

Précautions à prendre à l'égard des endroits marécageux.

Évitez encore pour la position de ce genre d'édifice tout endroit marécageux ou voisin d'un marécage. Les marais, surtout ceux qui ne sont ni secs ni submergés, dégagent constamment, et principalement le matin et le soir, plusieurs gaz qui nuisent prodigieusement à la santé. Dans son mémoire sur l'influence des marais sur la vie, M. Villerme établit plusieurs propositions dont voici les principales : 1° Tous les âges ressentent l'influence pernicieuse des marais, mais, d'après les états du mouvement de la population dans nos départemens, cette influence pèse principalement sur les jeunes enfans. 2° Après l'âge de dix ans, l'influence des marais est bien moins à craindre qu'avant. Elle semble l'être moins encore depuis l'âge de quinze à dix-huit jusqu'à celui de vingt-cinq; mais depuis trente-cinq ou quarante ans jusqu'à cinquante ou cinquante-cinq, cette influence devient plus sensible, sans cependant l'être jamais autant, à beaucoup près, que chez les jeunes enfans. 3° Enfin, de tous les âges ce sont les vieillards qui paraissent le plus résister à l'action funeste des marais. 4° Le mois le plus chargé de décès occasionés par les marais est, dans nos huit départemens les plus marécageux; (la Charente-Inférieure, le Var, le Gard, la Gironde, l'Ain, l'Hérault, les Bouches-du-Rhône, la Vendée) pris ensemble, celui de *septembre* pour les jeunes enfans, et pour la masse des individus qui ont touché au moins leur cinquième année, celui d'*octobre*. 5° La chaleur et la sécheresse atmosphériques

6

ne font point seules naître des maladies semblables à celles que produisent les marais.
6° Les années les plus malsaines sont, dans
les cantons humides, les années remarquables par de fortes chaleurs, ou une grande
sécheresse long-temps prolongée, et dans les
cantons secs, ce sont les années pluvieuses.
7° On estimait il y a quelques années que plus
de six cent mille hectares de marais désolent
encore aujourd'hui, par leurs funestes émanations mille six cent vingt-quatre communes,
dans soixante-neuf départemens. Il est pourtant probable que l'action des marais s'étend
à un bien plus grand nombre de communes. »

Voyez cet homme au teint blême, à moitié
jauni : sa démarche est incertaine et languis-
sante ; il hasarde aujourd'hui quelques pas
dans sa chambre, il semble se réjouir à voir
rayonner le soleil ; mais demain un long frisson le saisira, il grelottera, ses dents claque-
ront ; à cet état succédera une ardente chaleur,
et l'accès se terminera par une abondante
transpiration. Ces phénomènes recommence-

ront ainsi périodiquement, et il se consumera, à moins que la nature ou l'art ne mette un terme à ses souffrances. C'est un homme qui a habité quelque temps un pays marécageux, ou qui a passé, la nuit, dans le voisinage d'un marais. Ce sont pourtant là les moindres maux dont il pouvait être affligé. Exposé aux mêmes influences dans une contrée ou dans une saison moins favorables, il pouvait être atteint d'une fièvre pernicieuse qui l'eût enlevé en quelques heures, ou d'une fièvre jaune, sans merci ni pitié.

Puisque tels sont les résultats de ce genre de foyer miasmatique, il faut de tout son pouvoir en éviter l'habitation ou la proximité. Si l'on était condamné à ce dernier mouvement, cette proximité serait moins dangereuse dans une habitation moins élevée que l'endroit marécageux, ou tout au plus à son niveau.

ARTICLE. IV.

Précautions à prendre contre les vases d'un port, etc.

Les marais ne produisent pas seuls les effets

que nous venons de retracer. Les vases qui encombrent souvent un port, les égouts qui s'y déchargent le rendent fréquemment aussi malsain qu'un marais. Cette insalubrité augmente lorsque ces vases sont remuées. Evitez donc d'y établir un théâtre, si vous tenez compte des prescriptions de l'hygiène.

Il y a un grand nombre de théâtres, même de ceux qui sont le plus fréquentés, qui sont situés dans des quartiers populeux, humides, infects, et qui sont entourés de rues étroites, boueuses, et salies par une infinité d'ordures. Cette position est fâcheuse. Si l'on ne peut y remédier par le changement de localité, il faut au moins tâcher de le faire, au moyen de la plus exacte propreté. Il y a aussi des théâtres qui sont accompagnés d'une petite cour en avant ou en arrière du bâtiment. Il importe que cette cour ait une douce pente qui facilite l'écoulement des eaux dans la rue, qu'on ait soin de n'y laisser aucune ordure, et qu'elle soit lavée aussi souvent que la prudence l'exige.

Les émanations animales exhalées dans un lieu voisin et portées par les vents dans la direction d'un théâtre, peuvent aussi être nuisibles aux artistes qui les fréquentent. Ainsi, dans l'été, gardez que le théâtre soit placé auprès d'un cimetière, d'un chantier d'équarrissage, d'un abattoir mal servi, auprès d'une rue qu'habitent un grand nombre de bouchers. Ainsi les vapeurs animales de Montfaucon seraient funestes au théâtre de Belleville, si les vents les y apportaient plus fréquemment, et si elles ne se perdaient bientôt dans l'immense circulation d'air qui a lieu autour de cet édifice. En nous exprimant d'une manière aussi positive, nous n'ignorons cependant pas les faits que M. le docteur Warren a accumulés, en 1830, dans le Journal de Médecine et de Chirurgie de Boston, pour prouver l'innocuité des émanations animales, et ceux que, plus récemment encore, M. Parent Duchatelet a fournis, dans l'intention de démontrer que les chantiers d'équarrissage ne nuisaient ni à ceux qui les fréquentent, ni à ceux qui habitent dans leur voisinage. Tout en convenant avec ces auteurs que l'opinion publique a considérablement exagéré l'insalubrité de ces émanations, nous pensons néanmoins que la prudence exige qu'on s'en défie.

Les matières animales, qui séjournent dans les fosses d'aisance, exhalent aussi des vapeurs dangereuses, lorsque ces fosses ne sont pas tenues avec assez de propreté et sont mal ventilées. Il ne faut rien négliger sur ce point. L'ammoniaque et l'hydrogène sulfuré, qui s'en dégagent, nuisent surtout à la voix qui devient rauque et pénible, par suite de l'irritation que ces gaz causent aux organes vocaux.

ARTICLE V.

Causes d'insalubrité prenant naissance dans le théâtre lui-même, etc.

Ainsi donc un théâtre doit être placé dans de bonnes conditions hygiéniques, relativement aux vents qui viennent le frapper et à la salubrité des lieux et des industries qui l'entourent : ce n'est pas tout. Les effets fâcheux qui peuvent résulter pour l'acteur de la respiration de gaz délétères, de vapeurs malsaines, n'existent pas seulement à l'extérieur du théâtre, ne sont pas seulement des miasmes étrangers apportés par des courans d'air. Il y en a de non moins désagréables produits dans l'intérieur même du théâtre par des causes inévitables. Au moment de la représentation les spectateurs plus ou moins nombreux, se disputent le gaz respirable qui se trouve dans l'air; l'oxygène en est sans cesse éliminé; un gaz non respirable, produit de la respiration, est rejeté à chaque haleine; mais, plus lourd que l'air, il se dépose vers les couches inférieures. D'autres émanations qui ne laissent pas que d'altérer la pureté de l'air se dégagent continuellement des corps qui vivent momentanément dans cette atmosphère; mais elles remontent communément vers les régions supérieures de la salle, étant pour la plupart plus légères que l'air. Les corps gras qui brû-

lent dans les lustres, dans les quinquets, répandent aussi des vapeurs malsaines; les unes
tendent aussi à s'élever, les autres restent d'a-
bord suspendues dans l'atmosphère et ne se
déposent que lorsqu'elles sont refroidies. Il
en est à peu près de même dans les théâtres
éclairés par le gaz hydrogène, en ce que ce
gaz, ordinairement impur, laisse quelquefois
dégager, en brûlant, des vapeurs empyreu-
matiques malsaines et d'une odeur désagréable. Ainsi, plus il y aura de lumières, plus il
y aura de spectateurs et d'artistes rassemblés
en même temps dans un théâtre proportionnellement à ses dimensions, plus l'air que ces
derniers y respireront sera contraire à leur
santé.

La nécessité de respirer un air aussi cor-
rompu aurait certes été des plus fâcheuses, si
l'on n'avait depuis long-temps trouvé moyen
d'y remédier. On le fait à l'aide d'une cheminée d'appel, placée à la voûte de la salle, au-
dessus du grand lustre, qui permet aux différentes vapeurs d'être emportées presque im-

médiatement après leur formation, et qui, par conséquent établit une certaine circulation dans l'air de la salle. Ce procédé est parfaitement indiqué, mais il est insuffisant. Quel moyen emploie-t-on pour chasser d'une manière énergique les proportions de gaz non respirable et lourd qui ont dû se déposer vers les basses régions, c'est-à-dire vers le parterre et les loges du rez-de-chaussée? Il serait bon de faire pratiquer à quelque distance du niveau du parquet de nombreux ventilateurs qu'on ne ferait jouer qu'après l'évacuation de la salle.

Les choses se passent un peu différemment sur la scène et dans les coulisses. Ces endroits étant, en général, moins bien clos que ne l'est la salle, l'air qu'on y respire étant, en général, vicié par un moindre nombre de personnes, les artistes n'en seraient nullement incommodés, s'ils n'avaient à y souffrir deux autres inconvéniens, celui du mélange plus ou moins complet de l'air de la salle avec celui des coulisses, celui de la respiration des vapeurs qui se dégagent des quinquets de la rampe. Ce dernier est sérieux. Pour l'éviter autant que possible, il faut que l'acteur sache assez bien son rôle pour n'avoir pas besoin d'être très près du souffleur et par conséquent de la rampe ; il faut qu'il ait soin de s'en tenir convenablement éloigné. Sans quoi une certaine quantité de ces vapeurs noires, épaisses et âcres, se mêlera à l'air qu'il respire, altérera plus ou moins chez lui la perfection de l'acte respiratoire, irritera ses bronches et son larynx. Tous ces résultats contraires à sa santé, ne le sont pas moins au développement de ses talens.

ARTICLE VI.

Importance de l'harmonie entre le volume d'air contenu dans la salle et les puissances vocales de l'artiste.

S'il importe que l'atmosphère dans laquelle respire et parle l'artiste dramatique, soit pure de toute exhalaison malsaine, il n'importe pas moins qu'elle soit limitée en de certaines proportions harmoniées avec l'énergie des ses organes pulmonaires et vocaux.

Que l'espace au milieu duquel il déclame ou il chante soit d'une trop grande étendue, il lui sera difficile de le remplir ; il forcera sa voix ; ses sons perdront de leur naturel ; il sera vite essoufflé et fatigué. Ses poumons dilatés outre mesure se lasseront bientôt d'agir et s'enflammeront : ses bronches et son larynx desséchés s'irriteront : son arrière-bouche, sa langue, peu lubréfiées par une salive insuffisante, lui offriront une sensation de sécheresse et de raideur. Heureux si, renonçant à propos à des efforts exagérés, il évite par là des conséquences plus fâcheuses encore ! Il en serait à peu près de même dans un local mal fermé, ou dont la forme aurait été mal calculée pour l'acoustique.

Ainsi donc de quelque manière que nous envisagions l'influence de l'air sur l'artiste dramatique, elle peut lui être défavorable, sans l'emploi prudent de certains moyens préservatifs. Qu'elle dépende des variations irrégulières de la chaleur, rappelez-vous quels maux innombrables, quelles poignantes dou-

leurs elle peut causer. Qu'elle soit due à une
quantité excessive d'humidité, ou bien à l'absence dangereuse de la lumière solaire, avez-
vous vu quelles affections énervantes, quelles
maladies hideuses elle occasione quelquefois?
Que le manque de renouvellement de l'air lui
ait donné naissance, qu'elle ait été produite
par le mélange de gaz délétères ou de particules étrangères solides, nuisibles, vous sou-
vient-il de quelques-uns de ces dangers que
nous avons rapidement fait passer sous vos
yeux. Souvenez-vous aussi des précautions
que nous vous avons engagés à prendre, tant
pour les prévenir, par des moyens généraux,
que pour les éviter, à l'aide d'efforts individuels. Nous aurons touché au but, si vous
restez persuadés des améliorations qu'une hygiène bien entendue exigerait dans la construction et dans l'exposition des théâtres,
dans la manière dont l'air et la lumière y seraient ménagés, dans la température moyenne
qui devrait y régner selon les saisons; si vous
restez persuadés des soins attentifs que vous

devez vous donner pour conserver une santé
si précieuse à vous-mêmes et aux autres. Ne
vous figurez pas la plupart que, pour avoir été
impunément imprudens, vous ayez toujours
le même bonheur! Il ne faut qu'un instant;
on est pris au moment qu'on y pense le moins.
Parce que l'ennemi ne vient pas nous surprendre toutes les nuits, faut-il, pendant ce temps,
laisser pour cela le camp sans surveillance?

SECTION DEUXIÈME.

INFLUENCE DES CAUSES EXTÉRIEURES APPLI-
QUÉES SUR L'HOMME.

CHAPITRE PREMIER.

DES VÊTEMENS.

ARTICLE PREMIER.

Considérations générales sur les vêtemens.

Chacun sait que la nécessité les a d'abord
fait inventer, que les conditions climatérielles
les ont ensuite modifiés , enfin que l'envie ca-
pricieuse du changement leur a imprimé des
transformations indéfinies. Dans le monde
comme au théâtre ces changemens innombrables se sont fait ressentir : ici, chaque
peuple a tantôt conservé la physionomie ori-
ginale de ses vêtemens, l'a tantôt perdue pour
lui voir substituer le costume étranger et faux

de la nation chez laquelle il était représenté;
là, les vêtemens ont prodigieusement varié
relativement à la matière qui les compose, relativement aux formes qu'on leur a données,
relativement enfin aux couleurs dont on les
a nuancés. Toutes les productions de la nature ont à l'envi contribué à ces résultats si
utiles et si diversifiés. Une chenille, le ver à
soie, a prodigué ses fils déliés et gracieux;
une coquille bivalve, la pine-marine, a
fourni ses filamens transparens et jaunâtres;
la brebis a offert sa toison molle et chaude.
Cette petite plante herbacée si délicate, si
verte, dont la fleur est si bleue, dont les on-
dulations, au moindre souffle de la brise, sont
si agréables à l'œil, le lin en un mot, a pré-
senté à son tour sa tige utile. Il en a été de
même du chanvre. D'autres écorces n'ont pas
été moins ingénieusement employées. Enfin
un arbuste a renfermé dans sa fleur cette
bourre précieuse, répandue maintenant dans
tout l'univers : c'est le cotonnier, c'est le
coton.

L'industrie de l'homme s'est emparée de
ces divers produits, les a, avec plus ou moins
de facilité, rendus propres à son usage, soit
en les employant isolés les uns des autres, soit
en les mêlant de mille manières et sous mille
proportions différentes. Combien les formes
des vêtemens n'ont-elles pas changé de fois?
Depuis la robe des peuples de l'Asie, depuis
la toge des Romains jusqu'aux vêtemens étri-
qués de nos peuples civilisés actuels, à quelles
transformations les costumes n'ont-ils pas été
soumis? Depuis l'unique manteau qui couvrait
un citoyen grec jusqu'aux nombreux appareils qui composent l'habillement d'un Euro-
péen moderne, quelle diversité ne remarque-
t-on pas dans les différentes pièces du costume? Les vêtemens n'ont pas moins varié,
et ne varient pas moins dans leurs couleurs
que dans leurs tissus et dans leurs formes. Les
insectes, les coquillages, les végétaux et les
métaux ont prêté tour à tour le secours de
leurs productions ou de leurs propriétés. A
telle époque, telle couleur était préférée; à

telle autre, c'était la nuance opposée. Souvent à la même époque, mais chez des peuples différens, on remarque les plus grands contrastes en ce genre de prédilection : ici, on aime mieux les couleurs éclatantes ; là, les couleurs un peu sombres plaisent davantage. Quelquefois le simple caprice d'une personne puissante a fait changer la couleur imprimée à telle sorte d'habit. Ainsi Anne de Bretagne, trouvant que le noir s'assortissait mieux à la douleur qu'elle éprouvait de la perte de son mari, fit adopter cette triste couleur comme le signe extérieur des regrets et du deuil.

ARTICLE II.

Applications.

S'il importait peu pour l'hygiène que les vêtemens fussent d'une matière ou d'une autre, eussent telle forme plutôt que telle autre, fussent de cette couleur-ci plutôt que de celle-là, nous ne nous serions pas livré à ces considérations générales et rapides. Mais loin

de là ; et tous ces points de vue l'intéressent
tellement qu'elle y attache le plus haut prix,
et que c'est, pour ainsi dire, de leur étude
bien méditée, que relève principalement son
influence préservatrice. Si, d'un autre côté,
l'artiste dramatique devait fort peu se soucier
des propriétés hygiéniques diverses des vêtemens différens dont il s'affuble, nous ne le
fatiguerions pas davantage de considérations
inapplicables pour lui. Mais, bien au contraire, ce n'est pas avec la même impunité et
avec les mêmes résultats qu'il se drapera du
vaste manteau de Sylla, ou qu'il endossera la
pelisse ouatée de Gustave ; qu'il quittera la
robe protectrice de lady Athol pour le léger
jupon de Suzanne. Au théâtre, tous les temps
viennent montrer leur allure et leur physionomie respectives, tous les climats viennent
se confondre dans la même température, tous
les vêtemens, quelque différens qu'ils soient
les uns des autres, viennent passagèrement
couvrir de leur dangereuse diversité les mêmes personnes. Faisons en sorte que les

temps, les climats et les vêtemens n'y laissent que ce qu'ils ont d'agréable et d'inoffensif. Que leurs physionomies nous réjouissent et nous plaisent sans nuire à la santé de ceux qui les prennent momentanément pour nous charmer.

ARTICLE III.

De la mise en ville de l'artiste, et de son vêtement immédiat.

L'artiste dramatique doit être mis, en ville, selon sa fortune et son âge, mais toujours avec une extrême propreté. Le bel art dont il est le ministre ne lui permet pas d'avoir un ajustement délabré. Des habits toujours propres, en ajoutant à la considération dont il doit jouir, seront en outre utiles à sa santé. Il les portera d'une chaleur convenable, assortie à la saison ou au climat sous lequel il habite. Nous n'insisterons pas davantage sur les formes et sur les couleurs qu'il devra préférer : l'usage le guidera dans ce choix. Ce qui dépend un peu plus de lui, c'est le vêtement immédiatement appliqué sur la peau. Sera-t-il de lin, de laine ou de coton? L'artiste se contentera-t-il d'une chemise, comme chacun en a l'habitude, ou bien appliquera-t-il sur les surfaces de son corps un tissu plus chaud? L'expérience et les expériences ont prouvé que les étoffes de laine conduisent moins facilement le calorique, empêchent la sueur en l'absorbant à mesure qu'elle se forme, et exercent sur la peau une douce irritation. Ces effets sont surtout marqués quand l'étoffe est bien blanche et bien propre. L'expérience a encore montré que, dans la jeunesse, quand la constitution est énergique, quand toutes les fonctions sont en pleine activité et qu'on ne s'expose pas à des causes capables d'en déranger l'harmonie, on peut sans danger se passer de laine ou de coton sur la peau. Mais à une époque plus avancée de la vie, ou même dans la jeunesse, lorsque les secrétions languissent, lorsqu'on développe peu de chaleur, lorsqu'on mène une vie sédentaire, lorsqu'on est exposé

aux intempéries de l'air, les gilets et les cale-
çons de flanelle deviennent extrêmement utiles. La même précaution sera, à plus forte
raison, recommandée à une personne disposée
déja à la phthisie pulmonaire. Dans les pays
chauds, la laine portée par-dessus la chemise, préserve d'un grand nombre d'affections qui naissent des variations de la tempé-
ture. On a souvent arrêté, comme par en-
chantement, des diarrhées et des catarrhes
qui duraient depuis fort long-temps, par le
seul soin de couvrir de laine toute la peau des
malades. Nous conseillons donc à l'artiste qui
n'est pas doué d'une santé robuste ou qui n'est
plus dans la vigueur de l'âge, de se couvrir le
corps ou au moins le tronc d'un tissu doux et
souple de flanelle ou de coton qu'il aura soin
d'avoir presque toujours blanc et propre, afin
de prévenir les arrêts de transpiration auxquels il serait continuellement soumis sans
cette précaution. Nous engageons en outre
celui qui ne mettrait pas en usage les conseils
précédens, à changer fréquemment de linge

blanc, toutes les fois qu'il se sentira un peu
mouillé par la perspiration cutanée. Ce linge,
à raison de son tissu, empêche le refroidissement qui aurait eu lieu si on avait laissé le
précédent, et à raison de sa couleur et de sa
propreté, retient le calorique à la surface du
corps. Ces moyens ont été déja mis en usage
nombre de fois avec succès. On rapporte que
le célèbre acteur Macklin, qui vécut jusqu'à
cent sept ans, ne quittait ses vêtemens, pendant les dernières années de sa vie, que pour
changer de linge et pour se frotter le corps de
genièvre chaud. Toutes les fois qu'il sortait,
son premier soin, en rentrant, était de changer de linge, et jamais il ne conservait chez lui
les mêmes habits qu'il avait pris pour sortir.
Chaque fois qu'il transpirait, il changeait de
chemise, et il faisait souvent cette cérémonie
trois ou quatre fois pendant le cours d'une
représentation. Il prétendait que cette précaution avait contribué à conserver sa santé
et à prolonger ses jours.

Des cravates et des corsets

Arrêterons-nous nos regards sur certaines parties de la toilette, plus ou moins incommodes ou dangereuses? Dirons-nous que les cravates trop serrées gênent la circulation et exposent à des congestions cérébrales, et que, par conséquent, nos jeunes premiers qui y attachent d'ordinaire une extrême importance, devraient être plus prudens sur ce point? Ferons-nous remarquer aux beautés qui ornent la scène que, si en tout temps, un corset serré sans pitié, compromet la santé en empêchant pareillement les circulations abdominale et pulmonaire et en troublant la digestion, il n'est jamais plus incommode et plus d angereux que, lorsque enfermée dans son étroite prison, il faut qu'une femme gesticule, parle, déclame ou chante. Evitez donc les exagérations de ce genre; et, si vous ne craignez les maux qui peuvent en être la suite.

craignez du moins qu'une cravate mise avec
trop de précision ne nuise au développement
de vos moyens ; craignez du moins qu'une
taille, devenue si svelte après tant de peines,
ne gêne votre démarche, n'embarrasse vos
mouvemens, n'arrête l'essor de votre voix,
et que vous n'ayez sacrifié plusieurs avantages précieux au plus futile de tous.

ARTICLE V.

De la couleur des habits de théâtre.

Si les artistes dramatiques portaient pendant un laps de temps plus long les vêtemens
que d'habitude ils quittent et reprennent avec
tant de promptitude et de diversité, nous in-
sisterions sur l'importance des couleurs dont
brillent leurs différens habits. Nous dirions
que la couleur blanche est la plus salutaire de
toutes, qu'elle entretient la chaleur du corps
en hiver et sa fraîcheur en été : qu'après
celle-là, c'est la couleur rouge qui jouit à un
plus haut degré de cette double propriété, et

qu'enfin la couleur noire est la moins favorable dans la poursuite des deux conditions
tout à l'heure énoncées. Mais, à quoi bon?
Qu'importe à la santé de M. Rubini que le
manteau d'Almaviva soit de velours rouge?

ARTICLE V.

Des tissus différens dont les habits de théâtre sont faits.

Les tissus dont les habits de théâtre sont
formés exigent un examen plus attentif. Ils
sont de toutes les espèces selon les temps que
l'on représente, selon les saisons au milieu
desquelles l'action se passe. Ici apparaissent
deux inconvéniens. Le premier, c'est que les
saisons ou les climats au milieu desquels se
passe l'action qui fait le sujet des jeux scéniques n'étant pas toujours analogues à la saison
ou au climat réels sous l'influence desquels les
artistes se trouvent dans le moment, il arrive
souvent que ces derniers doivent être vêtus
de drap ou de fourrures au milieu des cha-

leurs de l'été , ou bien d'étoffes légères et peu
protectrices durant les rigueurs de l'hiver. Le
second inconvénient, c'est que, obligé souvent
pendant le cours de la même représentation
de passer des régions les plus froides aux contrées les plus brûlantes , de traverser les saisons les plus opposées, l'artiste dramatique
est obligé aussi, dans la même soirée et sous
les mêmes influences atmosphériques , de revêtir les costumes les plus opposés par la calo-
ricité de leurs tissus ; métamorphoses continuelles qui ne laissent pas de compromettre
étrangement sa perspiration cutanée ! Nous
savons que pour obvier en partie à ces inconvéniens, il y des artistes qui , trompant l'œil
du spectateur à la faveur de la distance et de
la clarté toujours incertaine des lumières artificielles , s'habillent d'une étoffe plus con-
forme aux exigences de l'atmosphère qui les
environne. Mais outre que ce subterfuge ne
complète jamais l'illusion, il existe une infinité
de cas dans lesquels il serait impossible de
l'employer. L'artiste doit dans ces cas nom-

breux consulter d'abord son tempérament, son impressionabilité au froid ou au chaud, et son état de santé parfaite ou débile : il doit ensuite proportionner les vêtemens cachés qu'il mettra à la chaleur probable du vêtement apparent que lui impose son rôle. Ainsi tantôt il ne sera couvert que de son costume et du linge de première nécessité ; tantôt il sera revêtu de flanelle sur la peau, d'un double ou triple jupon, etc. Ainsi Lisette ne portera pas toujours les mêmes vêtemens sous le même costume : vive, frétillante, brune, les formes caractérisées, l'œil ardent, les mouvemens décidés et la voix forte, elle se souciera peu d'un jupon de prudence ou d'un fichu de précaution ; mais délicate, espiègle, plus gracieuse que vive, plus maligne que sémillante, les formes douces et la voix argentine, elle attachera beaucoup d'importance au surcroit d'habillement que dédaignerait sa sœur.

De la forme des costumes.

Parmi toutes les diversités que présentent les habits de théâtre, la plus intéressante pour nous, c'est la forme des costumes. Elle a varié dans le monde selon les temps et selon les lieux ; elle a dû varier conséquemment au théâtre selon les lieux et selon les temps où l'on place communément les personnages. On conçoit au premier aperçu que, selon le génie des poètes, que selon le génie du siècle, ces costumes devront varier à l'infini. Imaginons un célèbre auteur comique. Les défauts ou les ridicules dont il fait le portrait étant pris ordinairement dans la société qui l'entoure, les costumes de ces personnages auront la physionomie du temps dans lequel il aura vécu. Ainsi les personnages des comédies d'Aristophane, de Ménandre, de Plaute et de Térence, étaient habillés à la grecque et à la romaine ; ainsi ceux de Molière sont presque toujours affublés de haut-de-chausses, canons, pourpoints, plumes au chapeau, etc., parures du dix-septième siècle; ainsi ceux de Picard et des autres auteurs comiques modernes portent les mêmes vêtemens que chacun de nous. Figurez-vous, au contraire, un génie tragique comme Sophocle, Shakespeare, Corneille ou Racine. Ses originaux ne sont pas autour de lui, qu'importe? Il les trouve partout où son imagination veut les chercher, dans l'histoire, dans une fable, dans un récit de voyageur, dans quelques vers d'un autre poète... Ne croyez pas pourtant, quoi qu'il paraisse, qu'il soit affranchi de tout lien et de toute servitude? vous vous tromperiez. Il en est une qui l'asservit malgré lui, c'est celle des idées gérales de son siècle, c'est celle de sa première éducation. Ainsi Sophocle, à une époque où la Perse était en horreur à la Grèce et n'était plus supportée au théâtre même en faveur du rôle ingrat qu'elle jouait sur la scène, n'y met pas les Perses lâches et fuyards, mais il y produit avec énergie les grands hommes et les grandes passions nés sur le sol grec lui-même.

Ainsi Shakespeare, dénué de toute éducation libérale ; venu dans un temps de scolastique et de barbarie, ne connaît-il nullement le génie de la forme, et emprunte-t-il d'ordinaire ses sujets aux chroniqueurs du moyen-âge. Ainsi Corneille apparaissant après les discordes civiles qui avaient attiré quelquefois l'étranger sur le territoire français, au moment même où la littérature antique refleurissait parmi nous, a choisi ses personnages d'abord chez les Espagnols, ensuite chez les anciens, et principalement chez les Romains dont le caractère s'harmoniait plus particulièrement avec le sien. Ainsi Racine, né avec un goût délicat, à une époque de paix et de bonheur, nourri du miel des antiquités hébraïque, grecque et latine, sous les maîtres les plus accomplis, alla-t-il chercher dans leur familiarité majestueuse et féconde, les grâces et la beauté de ses personnages et de ses costumes.

*Différences dans la salubrité des costumes des diverses
époques et des différens peuples.*

L'artiste dramatique sera donc soumis à
des changemens nombreux dans la forme de
ses ajustemens de théâtre, selon le pays où il
jouera, selon les pièces auxquelles il prêtera
d'ordinaire la puissance expressive de son talent. Mais ces costumes ne sont pas tous d'une
égale innocuité. Tous les peuples ne se présentent pas également sur la scène avec des
vêtemens qui soient indifféremment portés par
ceux qui sont chargés de les rappeler à nos
yeux. Tous les caractères n'offrent pas la
même salubrité dans les habits qui les font re-
connaître. Les plus innocens semblent être
ceux du moyen âge et des Européens modernes, les plus perfides ceux des Grecs et
des Romains. Parmi ces derniers, il y a encore des degrés qui doivent être appréciés.
Ces bras, ce col exposés nus à la merci des
variations atmosphériques, sont un peu plus

préservés sous le manteau du sénateur que sous l'accoutrement belliqueux du guerrier. Clytemnestre, dans toute la splendeur de sa parure royale, n'est-elle pas un peu plus exposée à l'air que la timide Iphigénie sous ses habits de vierge?

Un autre costume, qui offre plusieurs points de ressemblance avec ceux de l'antiquité classique, présente aussi des inconvéniens du même genre. Qu'Alzire prenne soin d'être vêtue chaudement sous sa nudité apparente, si les coulisses et la scène où elle doit paraître sont mal protégées en hiver contre la température extérieure. Les vêtemens collans, qui dans cet ordre de costumes, servent à protéger les parties inférieures du corps, ne satisfont pas tous également à ce but. Chez nous, ils sont ordinairement faits d'un tissu de coton ou de soie, simple ou doublé; chez les Anglais, ils sont quelquefois faits d'une peau souple et molle, qui s'adapte parfaitement à toutes les rugosités de la surface cutanée. Ce dernier moyen nous semble jusqu'à un certain point préférable au premier ; cependant, eu égard aux seules lois physiques, la laine et le coton sont préférables à la soie et aux peaux, pour ces sortes de vêtemens, en ce que ces premiers tissus, absorbent mieux la sueur, ne se refroidissent pas aussi vite et possèdent des propriétés électriques meilleures.

Il est des costumes plus commodes qui permettent un peu plus de liberté et de chaleur : tels sont ceux des peuples orientaux. Que fait à Salema qu'au désert arabe, où elle se consume d'un amour qu'elle croit incestueux, le thermomètre soit peut-être à o degré, si, sous l'ample vêtement de sa tribu, il lui est permis de se munir de quelques tissus plus chauds et plus immédiatement appliqués.

Sans présenter des différences aussi nombreuses, la comédie a cependant les siennes. Elmire, chaste et modeste mère de famille n'est certainement pas aussi décolletée que la coquette Célimène qui veut séduire et plaire ; une nuance opposée devra s'observer peut-être entre la jeune et friponne Dorine et la

bonne Martine qui fait si bien un potage bour-
geois.

Il sera facile d'appliquer à l'opéra et aux
drames modernes qui embrassent en même
temps tous les genres et tous les pays, les observations auxquelles nous venons de nous livrer.

ARTICLE. IX.

*Conseils relatifs au vêtement immédiat, eu égard à la
forme des costumes.*

Contre tant de craintes légitimes nous conseillerons des précautions analogues à celles
que nous avons indiquées dans le paragraphe
précédent. Nous ajouterons encore un autre
avis. Plus l'artiste dramatique aura été contraint d'être vêtu légèrement sur la scène,
plus il doit éviter le refroidissement dans les
coulisses ou dans sa loge. S'il est obligé, sous
un nouveau costume, d'exposer à l'air telle
partie de son corps qui n'y est pas habituée,
il doit, autant que possible la couvrir d'un
tissu presque invisible pour le spectateur, ou

bien redoubler de surveillance sur lui-même et bien consulter auparavant, et la saison et la localité dans laquelle il se trouve et les pré-dispositions particulières de son économie.

ARTICLE X.

Considérations sur les vêtemens de théâtre des artistes du ballet.

Mais à quoi nous aurait servi d'examiner l'influence des vêtemens, envisagés sous leurs différens points de vue, sur les artistes dra-matiques qui cultivent les hautes branches de l'art et qui peut-être sont les moins exposés aux dangers qui naissent des variétés de l'ha-billement, si nous n'arrêtions nos regards sur les favoris de Terpsichore. Notre tâche serait incomplètement remplie; qu'il n'en soit pas ainsi, à travers toutes ces pirouettes et tous ces travestissemens. A travers tous ces groupes si variés dans les couleurs et dans les figures qu'ils présentent; malgré toute cette magie de la danse, habilement unie à la magie de la musique, le médecin est surtout frappé de la légèreté nécessaire des costumes. Il tremble qu'au sortir de la scène, un berger ne rencontre au lieu de sa Philis, qu'un courant d'air frais qui lui nuise. Il souhaite que cette sylphide, légère comme une biche, gracieuse et pudique comme une Diane chasseresse, qui bondit ou voltige sans cesse, trouve sur son chemin, avant d'arriver à sa loge, une température molle et douce comme elle. C'est principalement dans les théâtres consacrés à la danse qu'il importe que la scène et les coulisses soient convenablement échauffées. C'est là surtout que les artistes doivent se couvrir avec soin au sortir de la scène, avant d'y reparaître de nouveau. Il faut y compenser la ténuité des tissus dont on se couvre par les précautions extérieures dont on s'environne. C'est là surtout que prudence est mère de sûreté.

ARTICLE XI.

Considérations sur l'érétisme nerveux auquel sont soumis la plupart des acteurs, pendant les représentations; érétisme qui les préserve, tant qu'il existe, d'une foule d'inconvéniens auxquels les prédisposent la forme et le tissu de leurs habillemens de théâtre.

Quels que soient les périls que des vêtemens insuffisans puissent en général faire courir à l'artiste dramatique, il existe assez souvent chez lui des conditions physiologiques qui lui permettent de les braver avec plus ou moins d'impunité. Ce sont, et l'état de son système circulatoire, et l'état de son système nerveux. Pénétré de son rôle, animé par les sympathies du public et par le noble desir de les satisfaire, il ne vit plus de la vie ordinaire, impressionnable à tous les agens extérieurs. C'est en vain qu'un air glacial se joue dans ses cheveux ruisselans, assiège ses épaules inondées de sueur, attaque ses membres humides et peu couverts, la surexcitation générale qui s'est développée dans toute son économie, l'emportera sur cette cause ennemie. Plus de chaleur vitale que n'en peut refroidir l'air extérieur se porte alors dans un temps donné à toute la surface de son corps. On dirait aussi alors que son cerveau occupé à d'autres sensations néglige d'éprouver celles qui peuvent se présenter à la périphérie entamée. Cette influence préservatrice due à l'érétisme de la circulation et du système nerveux dure ordinairement quelque temps après la cause qui lui a donné naissance. Mais aussi, l'érétisme une fois dissipé, il s'opère dans l'organisme une réaction qui peut être fâcheuse; l'artiste devient plus impressionnable que jamais. C'est alors qu'il doit être plus que jamais aussi vigilant et attentif contre les inconvéniens de l'atmosphère qui l'entoure ; c'est alors qu'il doit mettre en usage la plupart des moyens précédemment indiqués, tels que ceux qui consistent, à changer de linge, à se couvrir convenablement, à se frictionner à l'aide d'une flanelle sèche, ou d'une brosse douce, à s'approcher d'une température modérément élévée, etc., etc. Si la nature semble se plaire à protéger par le jeu même de ses fonctions organiques l'artiste distingué contre les causes morbides qui l'assiègent durant les périodes d'exaltation passagère auxquels il est soumis, ne doit-il pas lui-même à son tour prendre à tâche de savoir quelles sont au juste les limites de cette exaltation préservatrice, et quelles sont les conséquences de la cessation de cet érétisme organique, afin de se précautionner contre elles? Doit-il avant la fin du combat, rejeter le bouclier qui le défend?

SECTION TROISIÈME.

DES CAUSES EXTÉRIEURES INTRODUITES DANS L'ÉCONOMIE.

CHAPITRE PREMIER.

DES ALIMENS.

ARTICLE PREMIER.

Considérations générales sur les alimens : de leurs qualités physiques.

Ce n'est pas tout d'avoir reçu la vie, il faut l'entretenir. La nature ne nous l'a donnée qu'à condition que nous réparerions continuellement ses avaries, pour ainsi dire, à l'aide de corps étrangers produits par elle, le plus souvent modifiés par nous : ces corps s'assimilent plus ou moins à notre propre substance et la régénèrent. Ce n'est pas tout non plus de vivre, il faut vivre long-temps et en bonne santé. Rien ne contribue plus à ce

double avantage qu'une alimentation suffisante et saine.

Parmi ces innombrables alimens capables
de satisfaire les besoins et même la sensualité
des hommes, les uns, naissant directement de
la terre ou produits par d'autres êtres, peuvent se consommer immédiatement, tels sont
quelques fruits, tel est le lait ; les autres, avant
d'être employés, ont besoin d'avoir été soumis
préalablement à l'action du feu et aux préparations culinaires plus ou moins variées, telles
sont presque toutes les productions du règne
animal et une multitude de végétaux. Les
premiers peuvent être utiles ou nuisibles, soit
par leurs propriétés intrinsèques, soit par des
propriétés acquises et dues à quelque vice ou
à quelque insuffisance de développement ; les
derniers peuvent aussi se balancer entre les
mêmes avantages et les mêmes inconvéniens,
soit en raison de leur propre nature, soit en
raison de modifications naturelles , soit en
raison de modifications que l'homme leur a
fait éprouver : ainsi la prune, quelque bonne

qu'elle soit, est moins salutaire que la poire de Saint-Michel ; ainsi le raisin vert est nuisible tandis que le raisin en pleine maturité a des propriétés contraires. Ainsi le mouton est en général plus facile à digérer que le porc ; ainsi, la chair d'un bœuf surmené, sera peut-être moins saine que celle d'un bœuf qu'on n'aura point fatigué outre mesure. Ainsi le froment atteint de carie, le seigle d'ergot, fournira un pain moins salutaire que le froment, que le seigle préservés de toute maladie. Ainsi, en général, un aliment cuit à point, et convenablement assaisonné, sera plus facilement supporté par les forces digestives qu'un aliment qui se trouverait dans le cas opposé.

ARTICLE II.

De leur influence sur le tube digestif, suivant l'état de ce dernier, selon leur plus ou moins grande digestibilité, à raison de leurs propriétés intrinsèques, à raison de leur cuisson, et à raison de leur insalivation plus ou moins parfaite.

L'effet utile ou nuisible que produit un aliment ne dépend pas toujours des propriétés inévitables de cet aliment ou des qualités qu'il a passagèrement acquises entre les mains de l'homme : cet effet dépend en outre des modifications qu'il éprouve ou qu'il n'éprouve pas depuis le moment de son ingestion jusqu'à celui où il arrive dans l'estomac, et de l'état dans lequel il trouve les surfaces digestives à l'instant qu'il est mis en contact avec elles. Que par suite de trop d'avidité et de promptitude dans l'action de manger, qu'à raison du défaut des dents nécessaires pour que la mastication soit parfaite, qu'à raison de quelques difficultés dans les mouvemens de la mâchoire inférieure, que par suite de quelque maladie qui aurait tari ou supprimé en partie les sources de la salive, on n'introduise plus dans l'estomac que des alimens mal broyés, à peine mêlés de sucs salivaires, il arrivera qu'ils seront plus difficiles à digérer, que leur digestion pourra être accompagnée de plénitude incommode, d'embarras, de nausées, d'éructations, quoique cependant ils fussent de bonne nature et qu'ils eussent été convenablement préparés. Pareillement, que l'estomac ne soit pas bien disposé, soit à cause d'un embarras gastrique, d'une inflammation menaçante, de travaux d'esprit long-temps soutenus, d'une influence morale très vive, funeste ou heureuse, il peut se faire que les meilleurs alimens ne soient pas bien supportés, il peut se faire alors que tel aliment soit préférable à tel autre, à raison de la portion des intestins dans laquelle il se digère plus particulièrement. Ainsi, les expériences ayant démontré que les substances fortement nutritives sous un petit volume, les viandes noires par exemple, se digéraient spécialement dans l'estomac et y séjournaient pendant un plus grand nombre d'heures que les autres, tels que certains légumes, il vaudrait mieux, dans le cas que nous venons de citer plus haut, prendre des alimens qui restent peu dans l'estomac et qui s'élaborent particulièrement dans les intestins. On tiendrait une conduite opposée, si c'étaient ces derniers organes qui fussent à leur

tour le siège des indispositions précitées.
On conçoit que la nature de notre travail ne
nous permet nullement de nous livrer à des
développemens infiniment curieux, mais qui
seraient ici déplacés : nous ne pouvons que
nous borner à ces légers aperçus.

ARTICLE III.

De leur influence selon la constitution, l'âge, le sexe.

La constitution des individus, le sexe,
l'état plus ou moins valétudinaire, la nature
des occupations journalières jouent aussi un
grand rôle sur le choix que l'on doit faire entre
les alimens, et sur le genre des effets qu'ils
produisent. C'est ainsi par exemple, qu'un
homme de stature athlétique, bien musclé et
d'une santé vigoureuse se livrera impunément
à mille excès de table dont le moindre suffirait peut-être pour précipiter au tombeau son
voisin, jeune homme délicat, au corps grèle,
aux joues pâles, à l'humeur mélancolique.
C'est ainsi que les femmes, en général, diffè-

rent un peu de l'homme relativement à la quantité, à la qualité des alimens qu'elles préfèrent, et que dans l'état de grossesse par exemple, elles ont souvent des appétits infiniment bizarres. C'est ainsi qu'une personne, ordinairement maladive, souffrira d'une tranche de melon, d'une côtelette de porc frais, qui se seraient facilement assimilées dans l'estomac d'une autre. C'est ainsi qu'un homme de lettres, habitué à de longues préoccupations intellectuelles serait bien mal venu à disputer le mérite d'une intrépide digestion à ce porte-faix qui, tous les jours, exerce ses forces musculaires.

ARTICLE IV.

De leur influence selon les climats et les saisons.

Les climats et les saisons apportent aussi de leur côté des modifications dans la facilité avec laquelle les alimens s'élaborent et s'identifient avec la propre substance de l'homme: ils indiquent en outre le choix qu'il est bon de faire parmi eux. Qui ne sait que dans les climats froids, ou pendant le règne de l'hiver, les forces digestives sont plus énergiques, que les alimens les plus substantiels sont desirés par les estomacs avides d'exercice, et que des quantités considérables d'alimens sont dévorées avec une prodigieuse facilité. Avec quel sentiment de bien-être la digestion s'opère ! Quelle force semble circuler dans toutes les veines ! Quelle satisfaction rayonne sur les visages épanouis à la suite d'un bon repas, sous le froid de l'hiver ! Qui ne sait au contraire que, dans les contrées brûlantes ou dans la chaude saison, l'appétit languit, que les forces digestives semblent distraites et n'offrent plus la même activité. Avec quelle lenteur on mange ! Que ces mâchoires sont patientes ! Quel dédain nous inspirent les mets autrefois tant desirés ! Quelle expression d'indifférence sur ces physionomies qui révèlent qu'aucune satisfaction n'est sortie d'un repas que la raison seule à forcé de prendre ! Avec quelle avidité instinc-

tive recherche-t-on, ici, les fruits rafraîchissans, les légumes et les racines facilement as-
similables; là, les mets substantiels les plus
capables de fournir une pâture suffisante à
l'énergique voracité que l'on ressent alors.

ARTICLE V.

De leur influence selon l'heure des repas.

L'heure à laquelle on se livre au plaisir
utile et modéré de la table n'est pas aussi
indifférente qu'on le croit à la perfection du
travail de la digestion. Les anciens, qui s'y
connaissaient, ne prenaient ordinairement
qu'un repas infiniment léger, le matin, et
avaient coutume de consacrer la fin de la
journée à la réparation salutaire de leurs
forces corporelles et aux joyeux épanchemens
que les repas inspirent. Il semble en effet,
qu'à cette heure de silence et de paix, il se
répande sur toute la nature et sur notre
économie elle-même un calme heureux qui
ne doit nullement troubler le mystère impor-

tant de la résurrection quotidienne que l'on va confier à sa tranquille influence. A cette heure, en effet, l'air était rafraîchi par l'absence du soleil et le lever de quelques brises tempérées; les forces de l'économie, employées le jour à la sécrétion d'une transpiration abondante, éprouvaient une diversion salutaire vers les fonctions digestives; les fatigues professionnelles avaient cessé; ni le barreau, ni le champ de Mars n'appelaient plus leurs favoris; les luttes et les angoisses des passions intéressées cherchaient un moment de trêve, et l'homme, enchanté de pouvoir reposer enfin ses soucis, trouvait dans la satisfaction d'un besoin impérieux des sources toujours nouvelles d'illusions et de paix. Mais nous, dont le système social est à présent si différent du leur, nous qui ne respirons pas sous un ciel aussi pur, aussi doux, nous qui vivons dans une civilisation si compliquée, il ne nous est plus permis de traiter avec une importance aussi habilement heureuse les heures de nos repas. Ce qui cause surtout à ces derniers un grand préjudice parmi nous, c'est qu'ils ont lieu malencontreusement aux seules heures que nous puissions donner à nos plaisirs. Il faut qu'il y ait sacrifice d'un côté ou de l'autre, et c'est communément le repas qui souffre. Les spectacles ont lieu le soir, les concerts se donnent le soir, c'est le soir que l'on s'apprête aux plaisirs futurs du bal, c'est le soir que l'on se réunit, soit pour causer bagatelles, soit pour parler d'affaires. Pressé d'arriver au but qu'on s'est proposé, on mange vite ; les morceaux trop hâtés passent inaperçus des dents et des glandes salivaires: la digestion ne se fait pas très bien..... Qu'importe ? l'on s'amuse et l'on oublie de vivre.

ARTICLE VI.

Importance de l'absence des dérangemens fréquens ; importance des sentimens doux et gais durant les repas.

Il importe de même à la perfection de la digestion que l'on ait le temps de manger. Malheur à celui dont les repas sont sans cesse interrompus, qui est chaque jour obligé de se lever au milieu de son dîner, ou qui ne trouve en ce moment que des sujets de contrariété et de dépit ! Il sera tôt ou tard victime de ces fâcheux contre-temps. Un professeur allemand a publié tout récemment des tableaux comparatifs de mortalité entre les professions, où il prouve que, terme moyen, les théologiens vivent près de deux fois plus que les médecins. Ces résultats si opposés sont dûs sans doute en grande partie à ce que les premiers sont rarement dérangés pendant leurs repas, tandis que les derniers ne les prennent ordinairement qu'à la hâte et tout préoccupés.

S'il est nécessaire de ne pas être désagréablement distrait pendant le repas, il l'est aussi, et par une raison toute légitime, qu'il soit animé des plaisanteries de la gaîté et des causeries de l'amitié. Voyez l'homme qui mange seul : il mâche vite, insalive de même ; ses mets se suivent avec une effrayante promptitude, ou bien morose ou préoccupé de pensées plus ou moins éloignées de l'action qu'il fait , il avale sans plaisir et digère avec peine. Regardez au contraire les différens membres d'une famille bien unie, ou bien d'une réunion de convives qui sont à l'aise ensemble. Ils mangent lentement, occupés qu'ils sont de causer ; leur appétit que la conversation distrait un peu, oublie de dévorer mets sur mets, service sur service; la gaîté s'épanouit sur tous leurs traits ; leur cerveau agréablement excité réagit d'une manière analogue sur leurs fonctions digestives qui, à leur tour, élaborent avec facilité des alimens qui leur parviennent avec une lenteur et une modération convenables. Ils n'éprouvent ni satiété ni envie pressante d'en finir avec les mets qui leur sont servis : ils suivent avec bonheur le plaisir qui les guide dans la satisfaction de deux besoins également précieux : celui de réparer leurs forces diminuées; celui de se livrer, de temps en temps, les coudées franches, à la salutaire aigrepointe d'une gaîté tempérée.

ARTICLE VII.

De la boisson pendant le repas, et de l'exercice
musculaire après qu'on a mangé.

Il est également utile de boire modérément
en mangeant. Trop de boisson trouble la
digestion, en délayant les sucs gastriques, et
en empêchant leur action ; trop peu ne rend
pas assez molle la pâte alimentaire. Évitons
à cet égard les excès nuisibles.

Une autre condition de bonne digestion
qui ne doit pas non plus être négligée, consiste à faire toujours un peu d'exercice,
lorsque le repas est achevé. La marche,
l'équitation modérée, les secousses légères
d'une voiture bien suspendue conviennent
merveilleusement pour exciter les fonctions
de l'estomac et pour activer la circulation des
fluides. Gardez de vous livrer en ce moment
à des mouvemens trop violens, soit du corps,
soit de l'âme. Gardez aussi, par un excès
contraire, d'appliquer trop fortement votre
esprit à des études sérieuses, à des réflexions

trop long-temps soutenues. Vos digestions seront troublées, le sang se portera abondamment à votre tête, et votre santé vacillera constamment entre un estomac qui assimilera fort mal et un cerveau toujours menacé de congestions sanguines : des deux côtés le mal est grand.

ARTICLE VIII.

Dangers de la trop grande quantité d'alimens.

Avoir choisi des alimens sains de leur nature et convenablement préparés, avoir parfaitement harmonisé le moment des repas et les heures de la journée où l'on éprouvait le plus de tranquillité, avoir évité de troubler sa digestion par des fatigues corporelles ou intellectuelles à l'instant qu'elle s'opère, c'est sans doute avoir beaucoup fait, et plût au ciel qu'il fût permis à tous les hommes d'agir avec cette prudence heureuse. Mais il en est qui, peu raisonnables dans leurs goûts et dans leurs penchans, mangent gloutonnement, ingèrent dans leur tube digestif des quantités considérables d'alimens sans mesure, sans précaution. Avertissons ceux-là qu'ils se préparent à des indigestions continuelles, à différentes lésions morbides du tube digestif et du foie, à une obésité incommode, à des hémorrhagies cérébrales, enfin, surtout, si leurs professions les retiennent ordinairement sédentaires, et n'exercent que faiblement leur activité musculaire, surtout s'ils négligent, dans leur voracité, de suivre les conseils que nous avons précédemment donnés. On rapporte que le célèbre acteur Molé, si chéri autrefois de la cour et de la ville, avait un penchant favori pour les repas copieux, et qu'il fut ravi à la scène dont il était le plus bel ornement, pour avoir trop abondamment soupé, un soir.

ARTICLE IX.

Dangers de l'abstinence complète et d'une alimentation insuffisante.

Il en est d'autres qui, soit par suite de l'intention funeste de se détruire, soit à cause d'une extrême misère, soit par l'ordre inconsidéré du médecin, prolongent trop long-temps une abstinence complète d'alimens. Ils tombent dans le marasme, leurs forces s'éteignent, leur estomac fatigué se rabougrit et pâlit quelquefois, quelquefois s'enflamme et ne serait plus susceptible du moindre travail digestif, si on l'y exposait sans prudence. Heureux si la pitié les arrache à une mort inévitable, à l'aide de secours et de consolations appropriés ! ! !

Il en est d'autres enfin, et c'est la majorité des personnes du peuple, qui soumis, à cause de leur peu de fortune, à une alimentation insuffisante, continuelle ou long-temps prolongée, sont sans cesse exposés à tous les maux qu'occasione l'absence d'une réparation convenable et journalière : ces maux sont nombreux. Les uns affligent spécialement les malheureux patiens, les autres sévissent d'une manière plus étendue sur des populations entières. Les uns sont vomis sous la forme de maladies effrayantes, impitoyables, les autres attaquent dans leurs sources mêmes les générations humaines ; d'autres enfin les détruisent insensiblement , sans qu'elles en aient conscience. Une alimentation insuffisante, qui pour l'ordinaire se joint à tous les autres inconvéniens de la misère, est donc la cause la plus féconde des calamités physiques qui affligent notre pauvre espèce. C'est dans ces réduits misérables où les indigens de tout genre croupissent, où ils se nourissent des alimens les plus malsains, les moins réparateurs, en quantité incertaine et faible, que les maladies contagieuses exercent leur plus épouvantable énergie.

Qu'à la suite de marches forcées, à travers des chemins humides ou marécageux, qu'à la suite de défaites décourageantes, les armées manquent tout à coup de vivres, ou bien que ces vivres soient gâtés et n'offrent plus au soldat exténué qu'une nourriture insuffisante, c'est alors que le typhus commencera ses dévastations. Tous seront frappés progressivement de bas en haut, depuis le simple fantassin jusqu'aux officiers supérieurs, à moins qu'une alimentation meilleure ne vienne arrêter les ravages de la première. Que sous le soleil brûlant du tropique ou sous les brouillards des mers du Nord, des matelots au milieu d'une traversée fatigante, soient privés de leurs alimens ordinaires, le découragement s'emparera de leur esprit, une torpeur invincible engourdira leurs membres, funestes avant-coureurs de l'invasion du scorbut. Heureux si, pour éloigner le fléau qui les menace, un navire que le hasard approche du leur, envoie charitablement à ces infortunés des alimens frais et nutritifs !

Non contente d'affliger de maladies funestes la pauvreté, le matelot et le soldat exténués de fatigue, une alimentation insuffisante décime encore la misère partout où elle la trouve, et y produit une mortalité proportionnelle. Les départemens les plus riches de la France, tels que le Calvados, la Gironde, la Loire-Inférieure etc., etc., présentent un cas de mort sur quarante-six individus, tandis que les départemens pauvres tels que ceux des Hautes-Alpes, de la Corrèze, du Finistère, de l'Ile-et-Vilaine, offrent un mort sur trente-trois individus. Proportion terrible ! Dans les premiers encore il arrive que sur dix mille personnes il en reste quatre-vingt-deux qui parviennent jusqu'à l'âge de quatre-vingt-dix ans, tandis que dans les derniers, sur le même nombre d'individus, il n'y en a que cinquante-trois qui ont le bonheur d'y atteindre. Examinez, si vous le voulez, les villes en particulier, vous trouverez un résultat analogue. A Paris, par exemple, tandis que sur vingt-un militaires, que sur vingt boulangers ou bouchers ou ébénistes ou tous autres industriels de cette classe, arrivés malades dans les hôpitaux, vous n'avez qu'une seule mortalité, vous trouvez parmi les marchands d'alumettes, les savetiers, les mendians et autres misérables de ce genre, un cas de mort sur quatre cas de maladie. A Paris encore, la mortalité des douze arrondissemens croît avec le nombre des localités non imposées.

C'est peu que la mortalité soit dans les professions proportionnelle à leur misère respective, elle l'est encore dans la même profession, au salaire plus ou moins élevé que chacun reçoit. Ainsi la mortalité est moins grande parmi les couvreurs que parmi les compagnons, et moins grande encore parmi ces derniers que parmi les manœuvres.

Si la certitude de l'influence heureuse ou funeste qu'exerce une alimentation suffisante ou insuffisante sur la mortalité humaine, pouvait être mise en doute un seul instant, il suffirait, pour s'en convaincre, de savoir, d'après des relevés exacts, faits par des hommes de mérite et de conscience, que la mortalité des nombreux prisonniers qui peuplent les diverses maisons de détention des différentes nations de l'Europe, a toujours été en rapport avec l'état plus ou moins complet de dénuement et de misère dans lequel ils étaient plongés. Ainsi, les prévenus et les accusés étant ordinairement, dans les prisons, plus mal nourris et jetés dans des réduits plus mal sains que ne le sont les condamnés et les détenus dans les dépôts de mendicité, ce sont les premiers parmi lesquels la mortalité sévit avec le plus d'intensité. Ainsi, dans la prison de Saint-Denis, il fut une époque où la mortalité effrayante enlevait plus de la moitié des malheureux qui y étaient renfermés. Depuis que la nourriture y est plus considérable et plus saine, cette mortalité y est évidemment diminuée. Ainsi les prisons des Pays-Bas qui, pendant un temps, perdaient les quatre-cinquièmes de leurs habitans, n'en perdaient plus qu'un seul sur trente pendant le cours de ces dernières années, sous l'influence d'un pain plus abondant et meilleur, ainsi que de soins plus compatissans. Toutes les recherches de cette nature proclament les mêmes résultats.

Les effets d'une alimentation insuffisante ne se bornent pas à une mortalité qui dépeuple inévitablement; ils s'étendent aussi sur la population qui n'est pas encore et la tarissent dans sa source. Ainsi jadis, à Paris, sur vingt-

cinq habitans on était sûr d'avoir une naissance; elle n'existe plus aujourd'hui que sur
trente-trois individus. Quelle serait la cause
de cette différence, si ce n'était que maintenant, grâce à la centralisation, chaque
habitant y a beaucoup moins de substance
alimentaire à consommer. Cette observation
paraîtra d'autant plus probable qu'il est certain d'ailleurs que, dans les pays où les
subsistances sont bornées, la diminution de
mortalité entraîne la diminution des naissances, qu'après une grande mortalité le
nombre des naissances augmente : ainsi pendant la révolution, la population s'accrut
malgré le vide affreux que la guerre et les
échafauds élargissaient incessamment ; que
dans les contrées où la fécondité est grande,
la population s'arrête dès que les subsistances
viennent à manquer. Quelles vérités est-il
nécessaire d'ajouter à ces grands faits généraux ? Faut-il fournir ici la contre épreuve
des données que nous venons d'établir, et
montrer à son tour l'influence heureuse d'une

alimentation suffisante sur l'accroissement de
la population? rien de plus facile. Qui ne sait
que la France depuis une cinquantaine d'années, a augmenté de plusieurs millions d'habitans, malgré le grand nombre d'hommes
que les guerres lui ont enlevés; résultat dû
sans doute à la nouvelle distribution de ses
propriétés territoriales, au développement
plus grand de son industrie, et par conséquent,
de l'aisance universelle. Qui ignore avec quelle
énergie la population américaine se multiplie,
à tel point que sur trente de ses habitans il
y avait naguère un mariage, et une naissance
sur vingt? Choisissons des exemples dans les
contrées de l'Europe situées sous les latitudes
les plus différentes. Ici, nous voyons quelques points de l'Ecosse où le vivre est facile
et assuré, fournir six ou sept enfans par mariage ; là, nous apercevons le Portugal et la
Russie, où les mêmes conditions se rencontrent, quoique ces deux pays éprouvent des
températures bien diverses, offrir l'étonnante
proportion de cinq enfans par mariage. l'An-

gleterre, où l'industrie supplée à la fertilité du sol, où l'on se nourrit principalement de substances animales, où les mariages ont lieu en général à une époque moins avancée de la vie des conjoints, produit un peu plus d'enfans par mariage que la France qui, malgré la fertilité ds ses terres, ne présente en général qu'une nourriture plus chétive à ses habitans, et dans laquelle les mariages se contractent à un âge un peu plus avancé. Ces explications n'excluent nullement les autres raisons qu'on peut encore fournir à l'appui de ces mêmes différences. Quelque pays de l'Europe dont nous examinions la population, quelque fait physique et politique que nous envisagions, partout nous trouvons la confirmation de cette loi, que les conditions qui favorisent la fécondité sont celles d'une subsistance abondante, facile et assurée, et qu'il n'est pas de cause de mortalité aussi influente sur l'homme que l'usage long-temps prolongé d'une alimentation insuffisante.

ARTICLE X.

Influence de l'alimentation sur le moral de l'homme.

Mais que dirons-nous de l'influence salutaire qu'une alimentation saine et modérée exerce sur l'intelligence et sur le cœur humains ? Elle leur imprime une aptitude merveilleuse pour concevoir les rapports des choses, pour sentir et pour deviner les mystères du senti- ment. Elle adoucit le caractère, elle rend l'âme impressionnable et compatissante, elle prédispose aux plus rares dévoûmens de la philanthropie. Elle est enfin favorable à l'épa- nouissement de toutes les qualités qui ren- dent l'homme utile à ses semblables, aimable et bon dans ses relations les plus intimes. Les anciens sont loin d'avoir méconnu les effets que nous rappelons. Toute leur phi- losophie morale est au contraire fondée sur les règles précises de la diététique, dont ils faisaient leur étude favorite. Écoutons Gal- lien. « Que ceux, dit-il, qui ont de la peine à croire que la nourriture puisse rendre

les uns plus modérés, les autres plus dissolus,
d'autres incontinens, plusieurs sobres, entre-
prenans, timides, doux, modestes, hargneux,
viennent à moi pour apprendre ce qu'il leur
convient de manger et de boire : ils se sen-
tiront plus propres à la philosophie morale
et plus capables de perfectionner les facultés
d'une âme raisonnable, quand j'aurai par ce
moyen fortifié leur pénétration et leur mémoire, et que je les aurai rendus plus stu-
dieux et plus sages. » Écoutons encore Louis
Cornaro, célèbre médecin, qui vécut au-delà
de cent ans, après avoir eu une jeunesse
maladive qu'il vint à bout de retremper par
la sobriété : c'est un homme qui parle par
expérience ; nous lui devons toute notre
attention. « Je me trouve sain et gaillard,
écrivait-il, comme on l'est à vingt-cinq ans ;
j'écris sept à huit heures par jour : le reste
du temps, je me promène, je cause, ou je
tiens ma partie dans un concert. Je suis gai,
j'ai du goût pour tout ce que je mange ; j'ai
l'imagination vive, la mémoire heureuse,

le jugement bon, et, ce qui est surprenant à mon âge, la voix forte et harmonieuse. » Tant d'avantages ne sont point toujours dé-partis à chacun de nous, quelque prudent qu'il soit. Il arrive de même que les plus blâmables excès ne subissent pas toujours le châtiment naturel qui leur est dû. Ne laissons pas pourtant de mériter les premiers, et défions-nous de l'impunité exceptionnelle que préesentent parfois les écarts habituels de régime.

Se nourrir d'alimens dont la salubrité dé-pende et de leur substance elle même et de leurs préparations culinaires, lesquelles doi-vent toujours être assorties, dans l'excitation qu'elles opèrent sur les surfaces digestives, à l'âge, au climat, à l'état de pleine santé ou de maladie des personnes qui en font usage ; interroger l'état ou les dispositions de ses viscères avant de leur confier une pâte alimentaire quelconque ; consulter les pré-dispositions que nous imposent et notre cons-titution et nos professions et nos habitudes invétérées, avant de nous livrer à telle alimentation plutôt qu'à telle autre ; faire attention à la saison ou au climat dans lequel on se trouve, pour se diriger un peu dans le choix de ses alimens; éviter que les heures des repas coïncident avec celles des travaux, des fatigues soit musculaires soit intellectuelles ; mêler aux mets une quantité suffisante de boisson ; marier à la nécessité des repas le secours des passions expansives ; favoriser la digestion par des distractions agréables et un exercice modéré mis en usage au sortir du repas : telles sont les précautions dont l'homme doit environner le travail de sa nutrition, lorsqu'il lui est permis de les prendre. Eviter les indigestions et les congestions cérébrales qui naissent de l'abus des alimens, éviter les maux d'une nature opposée, causés par leur abstinence complète ; connaître et redouter l'influence pernicieuse d'une alimentation insuffisante tant pour produire des maladies particulières que pour diminuer la population, soit en l'immolant lorsqu'elle est née, soit en l'empêchant de naître ; se pénétrer enfin des rapports intimes qui existent entre une raisonnable tempérance et les plus belles qualités sociales : telle est la conduite que tous les hommes doivent tenir, telles sont les bases sur lesquelles ils doivent asseoir leur santé et leur bonheur ! !

ARTICLE XI.

Application à l'artiste dramatique.

Que si les développemens auxquels nous venons de nous livrer n'eussent pas été d'une application immédiate à l'artiste dramatique, nous nous serions peut-être abstenus de leur donner autant d'étendue. Mais il en est tout autrement. Il n'est peut-être aucune profession qui, plus que la sienne, exige de ceux qui l'exercent, une sobriété plus fidèle. Il n'en est pas une sur laquelle des excès habituels soient d'une influence plus fâcheuse. Se nourrit-il d'alimens malsains et indigestes ? Il est sujet à des désordres fréquens des fonctions digestives, des pesanteurs cérébrales l'engourdissent : comment trouvera-t-il alors l'activité qui lui est nécessaire? Abuse-t-il de mets trop fortement épicés? Son palais, et son arrière-bouche, continuellement excités, ne pourront plus permettre à sa voix de sortir aussi pure ni aussi sonore. Se donne-t-il outre mesure aux plaisirs de la bonne chère prise en grande quantité? Outre les désordres gastriques et les congestions cérébrales dont il sera menacé, il risquera à acquérir un embonpoint excessif, parfois désagréable dans l'exercice de son art. Mais, si sa misère, due soit à la pauvreté de ses talens, soit à son inconduite, le contraint à ne prendre que des mets peu réparateurs, ou à se sevrer de la quantité d'alimens qui serait nécessaire pour soutenir ses forces, c'est alors que sa santé ensemble et ses moyens recevront les plus graves échecs. Qu'attendre en effet d'énergique ou d'ingénieux d'un homme lentement consumé par une pénurie continuelle d'assimilation? Les jeunes acteurs, disait Larive, ont le plus grand besoin de conserver leurs moyens physiques : c'est de là que dépend cette vigueur électrique qui se communique et persuade. A-t-il enfin le malheur de méconnaître la bonté des préceptes que nous avons exposés, de lâcher la bride à toutes les fantaisies sensuelles, à tous les caprices trompeurs de son estomac, il enfreindra bientôt toutes les lois que le sentiment de sa propre dignité lui imposait ; son âme n'aura plus d'énergie qui l'inspire, son cerveau n'aura plus d'intelligence qui retienne et coordonne les pensées des auteurs qu'il produit sur la scène, ses sens n'auront plus cette exquise impressionnabilité qui saisit si bien et fait si bien ressortir les passions et les ridicules qu'il est chargé d'exprimer ; il perdra insensiblement le mérite qui le faisait briller, ou bien, s'il n'a pas cette chute à craindre, il n'aura jamais d'autres espoir que celui d'être un méchant artiste ? C'est que pour atteindre au poste honorable où se sont placés les Garrick, les Préville, etc., il faut plus de vertus domestiques qu'on ne le croit communément. Le talent ne se maintient point sans la tempérance. Que si nos paroles manquaient de poids, nous citerions celles d'un homme qui avait aussi, lui, passé par là, et qu'on peut en croire sur sa foi. Larive dit dans un passage de son *Cours de Déclamation*: « J'ai toujours pensé et j'ai souvent éprouvé que le régime porte à l'âme et à l'esprit une sensibilité exquise que l'abus des alimens détruit. »

ARTICLE. XII.

Substances alimentaires que l'artiste fera bien d'éviter.

Supposons que l'artiste dramatique ne s'expose à aucun des inconvéniens qui résultent soit d'une sensualité abusive soit d'une abstinence forcée, les alimens qu'il croit les plus sains peuvent lui nuire en raison des altérations qu'ils ont éprouvées, des falsifications auxquelles on les a soumis, et des préparations culinaires qu'on leur a fait subir. Que l'artiste évite, autant que possible, le pain mal levé et fait avec une farine autre que celle de froment ou de seigle exempt de toute maladie végétale, telle que la carie, l'ergot, le charbon, etc., exempt aussi de tout mélange avec d'autres plantes plus ou moins funestes, telle que l'ivraie, et coupé dans une saison sèche, ou convenablement séché et égoutté depuis : qu'il veille sur la viande dont il se nourrit, qu'elle soit fraîche et ne provienne pas d'animaux attaqués d'épizooties ou trop surmenés ; qu'il évite l'usage fréquemment répété de la chair de porc ou de celle de jeunes veaux qui n'ont pas au moins atteint l'âge d'un mois. Qu'il ne se surcharge pas l'estomac d'alimens farineux, tels que les haricots, dont la digestion n'est pas des plus faciles. On falsifie souvent dans le commerce les alimens les plus sains. Le pain s'y trouve souvent mélangé de fécules étrangères, de sels de cuivre, etc. ; le chocolat, de farine, et de graines autres que celle de cacao, le lait, de farine et de différens sels etc. Qu'il s'arrange de manière à n'être pas trompé par les gens qui l'approvisionnent.

Il ne doit pas être indifférent non plus aux préparations qu'éprouvent les mets dont il use. Les viandes salées, les viandes faisandées qui excitent quelquefois les palais blasés, ne sont pas innocentes pour l'estomac, si l'on s'en nourrit avec excès. Les viandes hachées, le sang conservé, la charcuterie, le fromage fermenté, les fritures réclament la même circonspection. Les meilleures préparations animales sont la daube et le rôti. Qu'il éloigne de son usage journalier les assaisonnemens de haut goût, faits avec des épices excitantes, telles que le gingembre, le safran, etc. Ceux qui aiment beaucoup le poisson doivent se rappeler qu'il y en a un certain nombre qui sont vénéneux, que d'autres le sont dans certaines parties de leur corps, telles que les œufs, le foie, et que d'autres enfin peuvent le devenir, dans certains momens de l'année. Ces diverses substances dont nous recommandons d'éviter l'emploi sont nuisibles, les unes, en ne présentant que peu de matières nutritives, les autres en opérant une irritation plus ou moins vive sur le tube digestif. Il est facile de s'apercevoir que ce serait une œuvre immense que d'indiquer tous les alimens dont l'homme peut inpunément faire usage : énoncer les plus nuisibles parmi ceux dont on se sert communément, c'est tout ce qu'il nous est permis de faire. Nous ajouterons ce précepte, qu'une alimentation composée à peu près également de substances animales et de substances végétales est celle dont l'artiste éprouvera, en général les meilleurs effets.

ARTICLE XIII.

Heures des repas de l'artiste.

L'heure à laquelle l'artiste dramatique doit prendre son repas du soir, mérite d'arrêter particulièrement notre attention. Sera-ce avant ou après le spectacle? Nous avons entendu dire que, dans les pays anglais, les artistes avaient coutume de souper ensemble dans leurs théâtres respectifs, lorsqu'ils en

avaient fini avec les jeux scéniques de la soirée. L'hygiène n'approuve pas cette méthode.
Elle occasione un sommeil tardif, favorise les
excès de tout genre et contraint la digestion
à se faire durant le repos de la nuit ; ce qui
est nuisible. Nous ne savons pas au juste comment s'en tirent les artistes anglais ; nous
présumons pourtant qu'avant d'être habitués
à cette perversion des usages ordinaires, ils
doivent quelquefois avoir lieu de s'en plaindre. Mieux vaudrait cependant tomber dans
cet inconvénient que de s'exposer de suite
après le repas aux fatigues de la déclamation ou
du chant. Comme il n'est pas de toute nécessité de choisir inévitablement entre ces deux
extrêmes, il est, selon nous, une pratique qui
unit ensemble tous les avantages et que nous
conseillons pour l'avoir jusqu'à un certain
point expérimentée. Elle est du reste suivie
d'un grand nombre d'artistes distingués et
prudens. Elle consiste à mettre environ trois
heures d'intervalle, plus ou moins, selon l'importance des emplois et des rôles, entre la

fin du dîner et l'heure ordinaire des représentations, de telle sorte que la digestion
puisse être déjà commencée, que la plénitude
de l'estomac soit de beaucoup diminuée lorsque vient le moment de paraître en scène.
Par ce moyen on jouit de toutes ses facultés,
on éprouve une énergie salutaire, on possède toute la liberté de ses organes vocaux :
par ce moyen aussi on a été empêché de se
laisser aller trop facilement à des penchans
blâmables, dans la crainte que leurs résultats
n'eussent été visiblement saisis par le public.
Rien ne défend, après la représentation de
prendre, le soir, quelque nourriture légère,
si la faim l'exige.

Heureux l'artiste dramatique qui se péné-
trera de l'utilité de nos avis, qui les mettra
fidèlement en usage ! Ses talens se développeront en même temps que sa paix intérieure,
ou, si la nature lui a refusé les qualités qui
méritent et conquièrent les hommages de la
foule, il lui sera du moins permis de prétendre aux avantages précieux de la santé,

aux jouisances ineffables de la vie domestique,
avantages, jouissances que l'amour et les bravos du parterre ne recèlent pas toujours sous
leurs séductions qui chatouillent si doucement l'orgueilleuse faiblesse du cœur !

CHAPITRE II.

ARTICLE 1er.

Considérations générales sur les boissons et sur la soif.

La connaissance des effets salubres ou insalubres des boissons n'est pas moins intéressante que celles des alimens pour l'artiste dramatique, soit que nous le considérions comme un simple membre de l'espèce humaine, soit que nous envisagions en lui l'art qu'il exerce. Sous l'un comme sous l'autre de ces points de vue, les considérations générales, les examens substantiels mais rapides, et les applications qui vont suivre, ne pourront que lui être utiles.

Tout liquide qui, après avoir été introduit dans l'économie, n'est pas apte à la nourrir, s'appelle boisson. On conçoit d'abord que toute boisson agira premièrement sur le tube digestif, d'une manière plus ou moins variée,

selon ses propriétés spéciales, soit pour dissoudre la masse alimentaire contenue dans
l'estomac, soit enfin pour lubrifier ce viscère
et y faciliter les mouvemens des corps qui
lui sont momentanément confiés, soit enfin
pour exciter plus ou moins vivement l'énergie
de ses fonctions. On conçoit en outre que
toute boisson aura une action secondaire qui
consistera à modifier soit le sang lui même ;
ainsi l'habitude de boire beaucoup d'eau rend
le sang plus aqueux : soit les différens liquides
émanés du sang ; ainsi, la sueur devient plus
aqueuse sous l'influence d'une boisson abondante, devient acide sous l'influence d'une
boisson vinaigrée : soit certains autres organes dans la régularité de leurs fonctions ;
ainsi les liqueurs alcooliques produisent
l'ivresse.

Il est facile aussi de s'apercevoir que l'eau
est le véhicule de presque toutes les boissons
qui, sans elle, ne pourraient, la plupart, être
supportées. Parmi les autres substances qui y
sont mêlées, les unes sont absorbées en même

temps que l'eau, à moins qu'elles n'irritent trop l'estomac, telles sont les acides végétaux, l'esprit de vin, etc., etc.; les autres ne sont point absorbées avec l'eau et restent dans les intestins, telle est la matière colorante du vin, telle est la crème de tartre que contiennent différentes liqueurs.

Le besoin de boire qui se nomme soif, dépend de deux causes différentes ; d'abord d'un état particulier de l'estomac qui semble réclamer la quantité normale de liquide qui doit le lubrifier, ensuite d'un état particulier du sang qui, n'ayant plus la quantité de liquide qui entre régulièrement dans sa composition, témoigne aussi sa gêne par cette sensation intérieure. En général, dans l'état de santé, l'intensité de la soif est en raison de la déperdition des liquides qui s'est faite par les différens émonctoires du corps. Par exemple, dans les saisons chaudes et sèches ou dans les pays chauds et secs, la soif est beaucoup plus fréquente que dans des conditions opposées de température. La faculté de la supporter varie selon les individus et surtout selon l'état du système nerveux. Qui ne sait avec quelle innocuité les fous s'abstiennent quelquefois pendant long-temps de toute espèce de boissons ? L'action de boire n'est pas le seul moyen que l'on possède pour apaiser la soif. On l'apaise encore par l'injection dans les veines d'une quantité convenable d'eau ; on peut la tromper, en roulant dans sa bouche une substance dure et insipide telle qu'un caillou, en aspirant fortement l'air extérieur à travers un chalumeau étroit. Dans ces deux derniers cas, c'est tantôt le surcroît de sécrétion salivaire, tantôt le contact d'un air frais qui apaise l'irritation et la sécheresse du gosier et calme momentanément la soif. Mais ces ruses sont vaines, et si elle tarde à être satisfaite, les angoisses qu'elle cause sont inexprimables et le patient peut mourir, au milieu des phénomènes d'une fièvre ataxique.

De l'eau. Des caractères de l'eau potable, etc.

Tous les règnes de la nature concourent à nous fournir des boissons, et c'est le règne inorganique qui nous prodigue la plus essentielle de toutes, l'eau. Parmi les eaux qui sont si universellement répandues sur la surface du globe, les unes sont bonnes à boire, les autres ne le sont pas, d'autres enfin ne le deviennent qu'à l'aide de l'industrie humaine. Les caractères d'une eau potable sont d'être fraîche, vive, limpide, inodore, aérée, de dissoudre le savon, de cuire les légumes, et de ne pas contenir une grande quantité de sels. L'eau la plus pure est l'eau de pluie convenablement recueillie. L'eau de rivière est d'autant meilleure que cette rivière a un lit plus large et plus sablonneux, un courant plus rapide, une exposition plus espacée, et qu'elle contient moins de matières végétales et animales en putréfaction. L'eau de sources, quoique potable, varie cependant en raison

des terrains qu'elle traverse, et revêt quelquefois une odeur et une saveur qui répugnent.
Les eaux de puits ne sont pas toujours pota-
bles, en ce qu'elles manquent d'air et qu'elles
contiennent en général, une quantité considérable de sels, en proportions variables. Les
eaux des puits des environs de Paris, se font
remarquer par le sulfate de chaux abondant
qu'elles tiennent en dissolution. Les eaux des
puits artésiens, creusés profondément, sont
au contraire, fort salutaires. L'eau de citerne,
qui se compose d'eau de pluie et de neige fon-
due, n'est pas aussi bonne à boire, en ce
qu'elle n'est pas aérée, en ce qu'elle contient
ordinairement des matières végétales et animales qui s'y putréfient. Ces qualités délétères
se développent plus ou moins selon la nature
des vases qui la contiennent. Dans les vases
de bois, elle devient mauvaise et semblable
à de l'eau d'étang, en raison de la décomposi-
tion de ses matières organiques ; dans des
vases de plomb, elle n'offre aucun inconvénient, si elle n'y est pas exposée à l'air ; elle

devient vénéreuse, étant aérée : dans des vases de fer, elle peut être long-temps conservée sans inconvénient. L'eau de marais est essentiellement nuisible. Pour la purifier il faut la faire bouillir, et la filtrer en l'aérant. Par ce moyen elle devient moins malsaine, mais sa saveur reste toujours désagréable. On peut se servir avec impunité de l'eau où rouit le chanvre. MM. Duchâtelet et Giraudet ont prouvé ce fait : on peut même la rendre assez bonne à boire, pourvu qu'on ne la prenne qu'à 300 mètres au moins de l'endroit du rouissage, que les deux rives du ruisseau ou de la rivière soient plantés d'arbres, et qu'on la fasse préalablement filtrer à travers des couches de charbon et de sable.

L'eau peut acquérir des qualités insalubres en raison des vases dans lesquels elle est contenue. Les fontaines de grès ou de pierre, les jarres dont on se sert ordinairement suffisent à sa conservation pour les usages domestiques. Dans le cas où il serait nécessaire de la garder pendant des mois et des années,

l'expérience a prouvé qu'un tonneau char-
bonné à l'intérieur, qu'une caisse en fer
étaient les meilleurs moyens qu'on pût employer. Il ne faut jamais, dans ce but, la faire
bouillir, à moins de la battre ensuite avant
de s'en servir, afin de lui rendre l'air que l'é-
bullition lui a fait perdre.

Chaque contrée, chaque pays, chaque ville
renferme des eaux d'une nature plus ou moins
particulière et peut établir des différences
dans leur salubrité respective. Il est bon que
chacun, pour son propre usage, sache à quoi
s'en tenir sur les qualités des eaux que l'on
boit dans l'endroit qu'il habite, afin qu'il puisse
faire son choix. A Paris, l'eau de la Seine,
prise avant son entrée dans cette ville ou convenablement filtrée, est la plus salubre qu'on
y boive; ensuite viennent dans leur ordre de
salubrité, l'eau du canal de l'Ourcq, celle
d'Arcueil, celle des Prés Saint-Gervais, celles
de Belleville et de Ménilmontant.

ARTICLE III.

Des différentes boissons que fournit le règne végétal.

Le règne végétal nous fournit aussi une grande quantité de boissons diverses : les unes sont naturelles, telle est l'eau limpide, fraîche et salutaire que l'on retire du fruit du cocotier, lorsqu'il n'est pas encore rendu à sa maturité parfaite ; les autres sont artificielles et se composent tantôt de sucs végétaux tenus en dissolution dans l'eau, et qui passent avec elle dans la circulation générale, telle est la limonade ; tantôt de principes aromatiques, qu'à l'aide de préparations un peu plus compliquées, on mêle avec l'eau qui doit leur servir de véhicule, tels sont, le thé et le café : sont tantôt enfin le produit d'une fermentation alcoolique. Revenons à ces dernières.

ARTICLE IV.

Du café.

Le thé et le café ont long-temps été l'objet des éloges les plus outrés, comme du blâme le plus injuste. Les uns en ont trop exagéré les propriétés salutaires, les autres en ont trop amèrement exalté les inconvéniens, ou en ont trop déprécié les avantages. S'il est certain que le café ne possède pas toutes les belles qualités qu'on lui a libéralement prê- tées, il est certain aussi que son usage n'en- traîne pas non plus tous les effets fâcheux qu'on a quelquefois retracés avec tant de complaisance. Il en a cependant qui ne doivent pas être oubliés. Ainsi il amortit, en général, le sentiment de la faim. Tous les grands bu- veurs de café sont en général de petits man- geurs. Qu'une personne qui n'est pas habituée au café s'avise d'en prendre, avant le repas, son appétit ne suffira plus à la quantité ordi- naire de ses alimens : après le repas, il se passera un plus long laps de temps avant que le besoin de prendre des alimens se renou- velle pour lui. Est-ce un mal ? non, si cet effet se borne à prévenir les excès de gour- mandise : oui, si grâce à cette action assoupis- sante du café sur les papilles nerveuses de l'estomac, l'individu prend moins de nourriture qu'il n'en aurait besoin pour la réparation complète des forces de son économie. L'énergie de ces résultats s'amortit par l'habitude et par la quantité considérable de lait dont on trempe d'ordinaire cette liqueur. Il peut même se faire, en raison de ces deux conditions, qu'elle excite légèrement l'estomac et favorise la digestion chez certaines pesonnes.

On a beaucoup vanté la propriété que le café possède d'activer l'exercice des fonctions cérébrales. Nous la reconnaissons, et nous plaignons ceux qu'une constitution molle et engourdie, ou que les progrès de l'âge, contraignent à se servir d'une telle excitation. Nous pensons, en définitive, qu'une personne jeune, d'une bonne constitution, et dans toute la vigueur de ses facultés, ferait bien de s'abstenir de l'usage habituel du café soit pur, soit même mêlé au lait, parce que cette boisson exagère toujours plus ou moius la circulation, assoupit l'appétit et devient un besoin impérieux, dont la privation insuportable entraîne des difficultés de digestion et des migraines affreuses. Nous concevons que cette liqueur soit agréable et un peu utile à une personne déjà un peu avancée en âge, et qu'en animant sa circulation sans danger, en excitant son cerveau paresseux, et en troublant fort peu une assimilation qui n'a plus besoin d'une grande énergie, elle lui procure un bien-être, un sentiment passager de vigueur et de satisfaction pour lesquels sa reconnaissance s'exhale en éloges pompeux. Nous conseillerions encore l'usage du café à celui dont l'imprudente voracité accumulerait alimens sur alimens dans un estomac impuissant à les élaborer, certain que cette liqueur ne tarderait pas à changer cette fougue d'appétit ou de gourmandise en sensations organiques plus modérées. Le café du reste n'agit pas toujours d'une manière uniforme chez tous les individus : chez les uns, il excite et fait vibrer le système nerveux trop fortement pour que cet état pût impunément durer : chez d'autres, il n'offre pas d'effet marqué. Il faut donc, avant de le mettre en usage, consulter ses prédispositions individuelles.

ARTICLE V.

Du thé.

Le thé ne mérite pas non plus ni les excès d'honneurs ni les indignités qu'on lui a tour à tour prodigués. Quelques-uns considérant seulement la grande quantité d'eau dont cette boisson inondait et fatiguait l'estomac, en délayant les sucs gastriques, l'ont rejetée avec anathèmes. D'autres, n'envisageant que l'action du principe amer et aromatique qu'elle contient, l'ont préconisée avec enthousiasme. Nous pensons qu'il est bon de n'en pas faire un usage abusif, surtout dans nos climats tempérés, et nous ferons remarquer que si, sur nos constitutions irritables, il n'agit le plus souvent qu'à l'instar de l'eau chaude, c'est que nous y épargnons la feuille chinoise beaucoup plus que ne le font les nations qui habitent des territoires froids et humides. Nous faisons bien, et elles aussi, : le thé qui peut être un besoin pour elles, n'est pour nous le plus souvent qu'une fantaisie : la dose, qui les excite légèrement, nous exciterait outre mesure et sans but. Suivons donc nos besoins différens, et ne nous étonnons pas des effets divers du thé et des discussions interminables que l'on a débattues à son sujet.

ARTICLE VI.

Des liqueurs alcooliques, et de leurs actions diverses.

Les liqueurs qui sont le résultat de la fermentation alcoolique sont les plus intéressantes pour l'homme, en ce qu'elles lui sont infiniment utiles ou prodigieusement funestes, selon l'usage raisonnable ou insensé qu'il en fait. Presque tous les hommes leur trouvent un charme particulier, depuis le sauvage qui s'enivre à en devenir furieux avec la plus détestable eau-de-vie, jusqu'à l'homme civilisé et délicat qui puise au fond d'un verre de Champagne ou de Chypre, des pensées aussi riantes, des illusions aussi suaves que la liqueur qu'il savoure. Prises en quantité convenable selon l'âge, la santé, le climat, la saison, etc., elles donnent une impulsion heureuse aux forces digestives, animent modérément la circulation général, et prédisposent affections bienveillantes.

Ces liqueurs ont chacune une action diverse proportionnelle à la quantité variable d'alcool qu'elles contiennent, proportionnelle aussi aux gaz, aux matières sucrées, et aux matières colorantes qui entrent dans leur composition. Ainsi la petite bière qui, sur cent p arties, n'offre qu'une partie plus un vingt-huitième d'alcool, sera tout autrement innocente que le wisky d'Irlande qui sur la même proportion, présente cinquante-cinq parties et un quatre-vingt dixième du même esprit : ainsi le vin de Lunel differera du Madère : ainsi le Champagne mousseux n'a plus la même action que le vin de Grave, quoique leur proportion d'alcool soit à peu près la même.

ARTICLE VII.
Effet des liqueurs alcooliques sur le tube digestif, etc. etc.

Ces actions auront lieu, soit sur le tube digestif, soit sur tout autre organe de l'économie. Sur le premier, leurs effets seront d'autant plus notables que la proportion d'alcool sera plus grande. Elles auront toujours plus ou moins pour résultat d'augmenter la sécrétion des fluides gastriques et de faciliter la coagulation des mucosités qui existent dans l'estomac. Quoiqu'il en soit, l'alcool en disparaît avec une certaine promptitude. Ces liqueurs y laissent tantôt une matière colorante, comme il arrive quand du vin rouge y a été ingéré, tantôt livrent peu de principes à la digestion et ne déterminent qu'assez difficilement l'ivresse, comme se comportent les vins acidulés; tantôt sont digérées en plus grandes proportions et sont aussi plus excitantes, tels que les vins doux et sucrés ; tantôt enfin irritent les voies digestives, sans exciter beaucoup le cerveau : tels sont les vins astringens.

Sur le foie leur influence est des plus fâcheuses ; elles y augmentent la sécrétion biliaire, et y produisent des coagulations dangereuses. Combien de fois n'a-t-on pas trouvé

les vaisseaux de cet organe changés en liga-
mens, son tissu diminué ou augmenté de
volume sur des individus qui, pendant leur
vie, s'étaient effrénement livrés à l'abus des
liqueurs alcooliques. Et combien plus nombreuses encore ne sont pas les hydropisies
dont la cause remonte à ce genre d'excès !!!
La partie aqueuse de la sécrétion urinaire est
surtout diminuée chez les personnes qui boi-
vent trop de ces sortes de liqueurs : de là
mille prédispositions aux maladies des reins
et de la vessie.

C'est principalemeut le système nerveux
qui reçoit les atteintes fatales de l'ivrognerie.
Ouvrez les crânes de ces individus, vous y
sentirez quelquefois une forte odeur d'alcool,
vous y trouverez des traces notables de la
congestion des vaisseaux du cerveau, vous y
verrez quelquefois des exudations séro-pu-
rulentes, à leur premier période. Observez-
les pendant leur vie, vous les verrez souvent
affectés d'un tremblement universel, incommode, qu'on appelle *délirium tremens*. Et,

comme s'il fallait que la médecine offrît une
preuve éclatante de ce proverbe vulgaire :
« l'habitude est une seconde nature, » il arri
vera, que ce tremblement saisira certains ivro-
gnes, peu de temps après qu'ils auront été subitement privés de leurs boissons favorites. La
même privation leur occasionera une soif inex-
tinguible qui s'élèvera quelquefois jusqu'à l'état
morbide. Que ni cette soif maladive, ni ce
tremblement incommode, ne fasse croire aux
personnes attachés aux malheureux qui en
sont les victimes, qu'il est nécessaire de leur
rendre la quantité déraisonnable de leurs
boissons ordinaires : que l'on s'en garde bien;
il faut seulement la diminuer insensiblement,
et arriver sans secousses, à une abstinence
toujours proportionnelle aux habitudes antérieures. En santé, ils sont continuellement
prédisposés à contracter les maladies graves,
par suite de l'état de faiblesse dans lequel est
plongé leur système nerveux ; malades, leurs
affections présentent une physionomie particulière. Les points culminans de leurs souf-

frances, ce sont et l'estomac et l'appareil nerveux : ils tombent de suite dans un profond collapsus et meurent communément dans un état apoplectiforme. Aussi parmi eux la mortalité est-elle beaucoup plus considérable que parmi les individus plus sobres. Terminerons-nous enfin la triste et rapide peinture des maux physiques qui sont le partage de l'ivrognerie, en rappelant que c'est sur elle que se développe le phénomène effrayant de la combustion spontanée ; spectacle horrible, seul capable dans son épouvantable réalité de fournir une idée des feux illusoires de la vengeance divine.

ARTICLE VIII.

Varier les boissons selon les climats et les saisons, etc. — Heures auxquelles il convient de boire. — L'estomac étant vide ou non, etc.

Il ne suffit pas de savoir que les boissons alcooliques sont utiles ou nuisibles , selon la sagesse qui préside à leur usage, il faut encore connaître que leur quantité et leur énergie doivent varier selon les saisons et les climats.

Lorsqu'on est à jeun et exposé à l'âpreté d'un froid rigoureux, un abus de liqueurs alcooliques peut entraîner des accidens très fâcheux et même des gangrènes plus ou moins étendues. Sous un climat tempéré, il est bon d'en user modérément, selon l'état de l'atmosphère, sèche ou humide, froide ou chaude. Dans les pays où la chaleur est ordinairement extrême, l'eau pure ne suffit pas pour étancher la soif et réparer les forces, car les sueurs surviennent et donnent passage à l'eau qu'on a bue. Il est nécessaire d'y unir des acides végétaux, des matières sucrées et une certaine quantité d'alcool ; le tout selon les règles de la prudence et de l'expérience individuelle. Le règne animal fournit, à l'aide de l'industrie humaine une seule boisson, fraîche, légèrement acide, c'est le petit-lait. Ses propriétés étant plutôt du domaine de la thérapeutique que de l'hygiène, nous nous bornons à l'indiquer.

Toutes les boissons, quelles qu'elles soient, se prennent à des heures différentes et à des températures variables. Quelle est la meilleure conduite à tenir sous ce double rapport ? vaut-il mieux boire chaud que frais ? vaut-il mieux boire à jeun qu'en mangeant ? Le contact d'une boisson fraîche lorsque le corps est en santé et en repos, cause une sensation agréable qui désaltère et qui relève légèrement la tonicité du tube digestif, surtout si l'air extérieur est sec. On conçoit pareillement que dans une atmosphère chargée d'humidité, chez un homme dont les sécrétions sont lentes, dont la circulation est endormie, une boisson chaude puisse être agréable et calmer la soif, en facilitant la respiration cutanée et le dé-gorgement des vaisseaux. Hors les cas de ce genre, une boisson fraîche est souvent préfé-rable.

Il ne faut boire à jeun que pour satisfaire les justes exigences de la soif, qui varient con-séquemment selon les saisons, les tempéra-mens et les travaux aux quels on s'exerce. Il est bon de ne pas se faire de ce besoin une excuse à la faveur de laquelle on satisferait

un penchant et un besoin factice. Il est nécessaire, quand on boit à jeun, d'harmonier la
température actuelle ou les qualités excitantes
connues de la liqueur, à la température et à
l'état de repos ou d'agitation de nos propres
organes. Ainsi un enfant qui vient de courir
et de gambader ne prendra pas avec la même
sûreté un verre d'eau fraîche qu'une tasse de
lait chaud, qu'un verre d'eau fortement rou-
gie, surtout s'il reste en repos après avoir bu.
— Boire en mangeant, étanche d'abord la soif,
favorise ensuite l'élaboration des alimens. A
la faveur du travail de la digestion qui éveille
une simultanéité d'actions de tous les points
de l'économie, les boissons excitantes perdent
leur acuité, irritent moins l'estomac, et réagis-
sent d'une manière moins énergique sur le
centre cérébral. Qui n'a observé combien il
est facile de s'enivrer le matin à jeun ?

ARTICLE IX.

Applications à l'artiste dramatique.

L'artiste dramatique, comme homme privé,

peut appliquer à son propre avantage les vérités importantes que nous venons de rappeler : comme possédant une profession particulière , il a besoin de plus de quelques conseils
spéciaux , relatifs au ménagement de ses
boissons pendant l'exercice de son art. Ces
conseils ont trait aux questions suivantes.
Peut-il boire beaucoup durant les représentations ? quelles sont les boissons qu'il doit
préférer ? quelle doit être la température de
ces boissons ?

Trop de liquide aqueux , l'été , surcharge
momentanément l'estomac , y cause une plénitude incommode , et produit bientôt après
une sueur gênante et énervante : trop de liquide plus ou moins alcoolisé , l'hiver , outre
une partie de ces mêmes désavantages , a
de plus celui de troubler plus ou moins l'exercice normal et paisible des fonctions intellectuelles. Il est bon , pour toutes ces causes
réunies , de s'abstenir durant les jeux de la
scène , de contenter avec trop de largesse soit
une soif légitime née d'une disposition indi-

viduelle, ou d'une condition climatérielle ou d'une fatigue corporelle, soit une soif factice ou maladive, reconnaissant pour cause de pernicieuses habitudes. Cette abstinence doit être nécessairement proportionnelle à plusieurs conditions que le moindre discernement suffira pour faire apprécier. Il vaudrait mieux, dans ces cas, boire souvent, mais peu à la fois, que rarement, mais en grande quantité.

En étanchant sa soif l'artiste dramatique devrait éviter les liquides trop sucrés, trop acides, ou trop alcoolisés : les uns et les autres embarrassent et excitent plus ou moins le palais et l'arrière-bouche, selon leur délicatesse qui varie en raison du sexe et de l'âge. Nous pensons qu'en général, de l'eau modérément fraîche, trempée d'une quantité raisonnable d'un vin rouge généreux, compose la boisson la plus convenable pour atteindre au but de se désaltérer, sans encourir de résultat incommode.

Nous ne croyons pas avoir examiné ici tous

les points de vue sous lesquels il est permis d'envisager l'influence des boissons : nous réservons quelques autres considérations fécondes sur le même sujet pour plusieurs autres chapitres de ce volume où elles se trouveront placées avec plus d'avantage. Il nous suffit maintenant d'avoir fait entrevoir combien le penchant malheureux aux boissons alcooliques, prises au-delà de la mesure raisonnable, entraîne à sa suite d'altérations organiques, et d'affections morbides, combien il abrège la vie de celui qui s'y laisse imprudemment aller. Aussi bien l'horreur fatigue à la fin, la pitié même retombe dans sa langueur coutumière et l'on ne risque rien à leur donner un peu de relâche.

LIVRE SECOND.

INFLUENCES DE L'EXERCICE DE L'ART DRAMATIQUE SUR LES FONCTIONS DE L'ÉCONOMIE.

SECTION PREMIÈRE.

INFLUENCES SUR LES FONCTIONS EXTERNES.

CHAPITRE I.

DES MOUVEMENS QUE L'ARTISTE EXÉCUTE PENDANT LES JEUX SCÉNIQUES.

ARTICLE I.

Considérations générales sur les mouvemens néces-saires dans les diverses professions, applications aux mouvemens qu'exige l'art dramatique.

Tous les auteurs s'accordent sur ce point que, les professions sédentaires sont la cause d'une foule de maladies auxquelles échappent en parties les industries ou les professions qui exigent de ceux qui les exercent des mouvemens musculaires plus ou moins continus, plus ou moins énergiques. Mais parmi ces dernières, il en est beaucoup qui, nécessitant telle situation plutôt que telle autre, tels mouvemens habituels au préjudice de plusieurs autres non dépourvus d'utilité, prédisposent par cette uniformité même, à des incommodités ou à des affections qui les rendent, sous d'autres rapports, presque aussi fâcheuses que les professions sédentaires.

L'artiste dramatique n'a à redouter, sous le point de vue de l'influence professionnelle, ni les affections graves qui tendent à affliger les personnes de la première série, ni les difformités, ni les défauts d'harmonie dans la force respective des différentes parties du corps, ni les ulcérations chroniques, ni les varices etc., qui se remarquent plus communément sur les individus de la seconde. En effet, rien de plus varié, rien de moins monotone, de moins fatigant en général que les mouvemens extérieurs de l'acteur, lorsqu'il étudie ses rôles, lorsqu'il répète ou lorqu'il joue. Chez lui, il se met comme bon lui semble, sur un canapé, dans un fauteuil ou debout. Assis près de son feu, ou se promenant dans sa chambre, ou rêvassant dans la campagne, ou apprenant ses rôles sur les promenades publiques, il est également bien dans toutes ces situations ; elles lui sont également bonnes selon son caractère, sa manière de faire : il a là-dessus les coudées franches. Aux répétitions il lui est tout loisible de s'asseoir, de rester debout, de marcher, de varier ces différentes attitudes à sa guise. A la représentation, il est ordinairement debout, mais non pas immobile : il s'agite, marche ou s'assied, selon la nature de ses rôles et les incidens des pièces qu'il représente. Le mouvement se révèle à des degrés différens dans toutes les parties de son corps; dans sa figure où les muscles sont presque sans cesse en action ; dans ses extrémités supérieures où les gestes et leur précision exigent des positions sans cesse diversifiées ; dans ses extrémités inférieures enfin qui doivent être différemment posées et animées de mouvemens de diverse nature, suivant le genre de l'artiste et les indications locales. Ainsi donc la profession de l'artiste dramatique n'entraîne pas nécessairement pour lui les inconvéniens qui résultent ou de l'état sédentaire ou de l'exercice exclusif de certaines parties du corps. Mais l'influence du mouvement professionnel sur l'artiste dramatique ne se borne pas à des résultats négatifs, elle agit en outre d'une manière active, le plus souvent heureuse.

Il existe ici une foule de particularités qu'il est impossible de bien apprécier sans entrer dans un examen plus minutieux. Abordons cet examen. Pour le faire avec plus de clarté, divisons artificiellement les mouvemens auxquels est soumis l'artiste dramatique en ceux de la physionomie, en ceux des gestes, en ceux de la station, ayant soin toutefois de remarquer que ces différentes sortes de mouvemens se montrent le plus souvent combinées ensemble.

ARTICLE II.

Mouvemens de la face, ou physionomie.

Les passions diverses qui doivent se refléter sur la figure de l'artiste dramatique, font de sa physionomie un panorama mobile et vivant. C'est elle qui doit se réjouir, c'est elle qui doit souffrir, c'est elle qui doit parler au cœur et à l'imagination mille langages éloquens qui persuadent, pénètrent ou ravissent. L'onde est moins mobile, la feuille que le vent agite présente des culbutes moins va-

riées. Aujourd'hui Figaro danse et chante à
tout propos; toujours de joyeuse humeur, il
n'épargne personne, mais ses sarcasmes n'ont
rien d'atrabilaire : sa physionomie est riante,
et si l'ironie vient quelquefois s'y placer, c'est
un éclat de gaîté qui fait rire. Plus tard, ce
même Figaro, se faisant plus vieux et possédé
lui-même pour son propre compte de passions
moroses et défiantes, dont il aurait, quelques
années plutôt, plaisanté volontiers, en les
apercevant chez un autre, se laisse aller à
toute l'amertume de son esprit caustique : son
sourire est trempé dans le fiel ; ses boutades
sortent d'abondance ; il se fait une maligne
joie de plonger et de replonger la société dans
l'océan de ses imperfections et de ses turpitudes ; ses lèvres se crispent au lieu de se dilater, comme autrefois ; ses traits, comme
resserrés par le chagrin, se rapprochent les
uns des autres ; sa parole est profonde et saccadée ; plus d'illusion, il est blasé sur tout, il
n'a plus de foi en rien, pas même en sa gaîté :
ce n'est plus le même Figaro, ou plutôt c'est

bien lui, mais plus éprouvé, plus tourmenté par la vie, plus vieux : il ne fait plus rire, il fait penser.

Oreste accablé du poids de sa douleur, tombe d'abord dans une sorte de stupéfaction physique et morale : ses traits s'animent ensuite peu à peu ; une ironie amère et sourde s'exhale par saccades de ses lèvres tremblantes ; puis insensiblement sa fureur se réveille, et il s'y livre avec éclat, jusqu'à ce qu'enfin un assoupissement salutaire vienne momentanément l'y dérober. Qui ne se rappelle la figure de Kean dans le rôle de Shylock? Qui n'a entendu parler de l'excessive mobilité de la physionomie de Garrick, à tel point, que sans aucun apprêt théâtral, sans proférer une seule parole, il faisait frémir à son gré. Qui ne s'est attendri avec madame Malibran à la romance du *Saule?* qui n'a été saisi d'effroi et de pitié, lorsque pâle, échevelée, ayant peur de la mort, elle prie, elle menace, elle fuit le poignard qui la poursuit !

L'habitude des contractions fréquentes et

variées des muscles de la face, a pour résultat
nécessaire l'augmentation de volume de ces
muscles, et par conséquent des traits de la figure. Aussi voit-on en général, que les artistes dramatiques vieillis dans leur art, ont les
traits prononcés et distincts. Mais ce résultat
est plus ou moins modifié selon diverses conditions que nous allons exposer. Les muscles
qui entrent le plus souvent en exercice, sont
aussi ceux qui se nourrissent le plus, et qui
conséquemment font le plus de saillie sur les
différens plans que la figure présente. De cette
vérité physiologique il suit qu'un acteur habitué à exprimer sur sa physionomie tel sentiment plutôt que tel autre, soit que cette expression soit exigée par le genre de son talent,
soit qu'elle appartienne en propre à son ori-
ginalité, doit avoir plus saillans et plus
marqués les traits qui, sur sa physionomie,
répondent aux muscles de sa face qui se
contractent dans l'expression de ce sentiment.
Par une raison analogue, les passions étant
plus expansives d'ordinaire dans la comédie

que dans la tragédie , les contractions musculaires de la face que la première nécessite ,
n'étant plus, pour la plupart, les mêmes que
celles qu'exige la dernière , il suit encore que
la physionomie des acteurs qui jouent dans la
comédie, doit, au bout d'un long espace de
temps, différer un peu de celle des acteurs
qui remplissent d'habitude des rôles tragiques.

Une autre conséquence découle encore de
toutes ces données, c'est que si l'artiste dramatique veut avoir une physionomie mobile,
il doit jouer alternativement dans la comédie
et dans la tragédie. C'est en général , dans le
siècle dernier , la nécessité à laquelle étaient
soumis les plus grands acteurs, les Le Kain,
les Molé ; nécessité fertile en résultats immen-
ses , même pour le genre dans lequel ils ex-
cellaient. Quel est en effet le caractère naturel
qui ne soit plus ou moins un mélange des
plus grandes disparates, et qui ne vacille entre
les sentimens ies plus opposés?

ARTICLE III.

Mouvemens des extrémités supérieures, ou gestes.

Quoique les gestes réclament en général des *contractions musculaires peu énergiques*, ils ne laissent pas cependant, à cause de leur fréquence, d'attirer une nutrition un peu plus considérable vers les extrémités supérieures. Ces contractions légères, mais répétées, ne doivent pas être sans avantage sur l'appareil pulmonaire et sur la boîte osseuse qui le protège et le renferme. M. Lombard, de Genève, et M. Benoiston, de Châteauneuf, qui se sont tous deux occupés de l'influence des professions sur la phthisie, s'accordent à penser que celles qui exigent quelques exercices musculaires, principalement des extrémités supérieures, sont moins fréquemment atteintes de cette déplorable affection. Il est donc permis de présumer, par voie d'analogie, que les gestes qu'exigent la déclamation et le chant, loin de nuire à la santé des artistes, tendent au contraire à fortifier leurs extrémités supérieures et par suite leur cavité thoracique, et à les

préserver peut-être de plusieurs lésions pulmonaires auxquelles ils seraient plus exposés,
si par état, ces mêmes extrémités supérieures
étaient condamnées à une immobilité abso-
lue. Le même résultat se remarque dans les
muscles de leur col qui présentent le plus
souvent un volume et une énergie plus grandes,
agréables à l'œil du spectateur. Ces gestes
sont au reste de différens genres et affectent
diverses directions. Les uns exigent des mouvemens plus brusques, plus prompts, d'autres
ont lieu d'une manière plus insensible, plus
douce; les uns ont peu d'étendue, les autres
se font à l'aide de plus larges mouvemens. Ils
sont donc variables dans leurs effets consécu-
tifs; mais comme ils se mélangent à l'infini, ils
présentent seulement le résultat général que
nous venons d'exprimer plus haut. Ainsi Néron, congédiant sa cour pour retenir le seul
Narcisse, fera un geste plus précipité et exigeant des contractions musculaires plus promp-
tes que celui d'Orosmane, lorsque, perdu
d'amour et de joie, il engage Zaïre à prendre

les rênes du sérail. Ainsi Hamlet menaçant Claudius, Pharran menaçant Pharasmin, Tancrède provoquant Orbassan , Hermione indignée contre Pyrrhus, Roxane contre Bajazet, déploieront dans leurs gestes une vivacité plus large que ne le feront Iphigénie et Monime dans l'expression pudique de leurs sentimens. Le fougueux Alceste fera beaucoup plus de gestes que la froide Célimène. C'est aux différens genres, c'est aux différens rôles qu'il faut avoir égard encore ici pour apprécier le résultat des mouvemens du bras sur la santé du système respiratoire chez l'artiste dramatique.

Mais dans tous les genres, dans tous les rôles, l'acteur ne doit jamais perdre de vue que ses mouvemens ne doivent pas être aussi puissans qu'il le sont dans la nature, et qu'il doit ménager ses forces, afin de rester toujours maître et de sa voix et de ses moyens.

ARTICLE IV.

Mouvemens des extrémités inférieures.

Nous pouvons appliquer à la série des mou-

vemens que nous allons examiner, les considérations que nous avons exprimées plus haut.
Ces mouvemens appellent le sang vers les extrémités inférieures, en favorisent la circulation dans toute l'économie, et, quelque légers
qu'ils soient d'ordinaire, n'en ont pas moins
plusieurs avantages qu'on ne saurait mettre
en doute. Leur intensité varie à l'infini. Tantôt les membres inférieurs sont dans un état
de repos presque complet : tels sont ceux
d'Auguste consultant Cinna et Maxime, tels
sont ceux de Célimène, s'amusant à médire
au milieu d'un cercle de flatteurs, empressés
à donner de l'encens à ses moindres espiègle-
ries. Tantôt, et c'est le plus ordinaire, ils ne
sont agités que de mouvemens fibrillaires,
presque invisibles à l'extérieur; tous les acteurs qui parlent debout sont dans ce cas.
Tantôt enfin ils exécutent des mouvemens de
totalité plus ou moins énergiques, plus ou
moins rapides. Ces mouvemens sont produits,
soit par une passion vive qui ne peut rester en
place, tel est Harpagon, se plaignant qu'on l'a

volé; soit par l'artifice d'une combinaison naturelle et ingénieuse , telle est la double pro-
menade, ravissante de grâce et de sublime allé-
gorie, que Faust et Marguerite, Méphistophélès
et sa patiente font alternativement au milieu
d'un jardin, dans l'œuvre profonde de Goëthe.

Quelquefois l'artiste dramatique a besoin de
s'agenouiller, et ce mouvement se fait avec
plus ou moins de promptitude , selon la cir-
constance et la passion. Ainsi Burrhus se je-
tant aux pieds de Néron , Phèdre épouvantée
tombant à genoux devant l'idée menaçante de
son père et lui demandant grâce , toucheront
le sol avec plus de rapidité et de force que
l'attendrissante et pieuse Ninette soupirant sa
dernière prière.

ARTICLE V.

Mouvemens composés et mouvemens énergiques.

Les différens mouvemens que nous venons
de passer en revue, n'ont pas lieu dans la
nature, d'une manière distincte, isolée et

semblable à celle que nous avons choisie pour les examiner. Ils se combinent, au contraire, de mille manières variées, ils s'exécutent simultanément. C'est de leur ensemble et de leur harmonie que naissent et la grâce et la vérité des passions qui sont offertes sur la scène aux avides sympathies des spectateurs.

Qui n'a entendu parler de Le Kain sortant du tombeau de Ninus, pâle, effrayé, chancelant? Avez-vous vu miss Smithson dans le rôle touchant d'Ophelia? Que de mouvemens variés, quel jeu de physionomie sur tous les traits et dans toute l'économie de M. Nourrit lorsqu'il représente un des nombreux rôles qu'il a créés avec sa supériorité ordinaire, Masaniello ou don Juan, Mecthal ou Robert! Et les Scapin, les Mascarille! que d'agitation, que de mouvement !!

Il arrive quelquefois que l'acteur, outre les mouvemens ordinaires de la figure et des membres, a besoin de déployer une certaine force musculaire : mais ces occasions se présentent rarement. D'ailleurs, tel artiste d'un

grand mérite pourrait fort bien échouer contre la tâche d'enlever une Elodie ou une Hy-
permenestre trop pesante pour son bras no-
vice. Cependant, quand la scène est pathétique,
quand l'imagination de l'artiste est exaltée, il est
quelquefois capable d'une énergie physique
qu'il appellerait vainement à son aide en des
circonstances moins inspiratrices, et qui le
fuit aussitôt qu'il retombe dans son calme accoutumé. On a vu Larive enlever et transpor-
ter dans un moment de dépit et d'enthousiasme, une masse qui embarrassait la scène, et que
de sang-froid, il put ensuite à peine ébranler.

Ce ne sont point là les seuls mouvemens
que l'art dramatique réclame de l'acteur. Il est
obligé parfois à une certaine souplesse qu'il
peut fort bien ne point posséder, quelque talent véritable qu'il ait d'ailleurs. Nous ne voulons point parler de ces chutes d'un pont ou
d'un rocher dans un torrent ou une rivière ,
chutes qui se passent hors la présence du public, et dont un matelas complaisant amortit
le contre-coup : pour les exécuter avec grâce

Considérations applicables aux danseurs purs.

Les considérations que nous avons exposées jusqu'ici ont principalement trait aux artistes dont l'emploi est d'exprimer les passions dramatiques, soit à l'aide de la voix associée aux gestes, soit à l'aide des gestes seuls, tels que les Milon, les Vestris, et les Bigottini. — Mais elles ne sont nullement applicables aux personnes dont la danse est le seul art et le seul talent. Chez ces dernières les muscles des extrémités inférieures se développent au détriment des muscles des extrémités supérieures et de la poitrine, ces mêmes extrémités inférieures reçoivent un surcroît de nourriture aux dépens des autres muscles de l'économie, ce qui établit une prédominance fâcheuse. Aussi voit-on fréquemment ces personnes avec des bras maigres et grêles, un col allongé et sec, une poitrine peu développée, tandis que leur bassin et leurs jambes offrent d'énormes proportions. Aussi sont-elles plus fréquemment que les autres artistes dramatiques, affligées de maladies pulmonaires. — La phthisie est plus commune chez elles. Contre une cause qui tient à leur profession, à leur seul savoir, et qu'elles sont par conséquent dans l'impossibilité d'éloigner à leur guise, elles devraient avoir recours à des exercices qui mettraient en action les muscles de leurs extrémités supérieures. Ainsi l'escrime, la natation, la paume, leur seraient extrêmement utiles. Elles pourraient encore se livrer entre elles à des jeux gymnastiques qui nécessiteraient l'action des forces musculaires des bras et des mains. Il vaudrait mieux pour elles qu'elles pussent faire marcher de front le jeu de leur physionomie, l'emploi des gestes et l'exercice de la danse, c'est-à-dire, qu'elles fussent mimes en mêmes temps que danseurs. Ces variétés d'exercices sont de première nécessité, sinon tous les conseils de l'hygiène seront impuissans à leur égard. Ces mêmes personnes sont encore exposées à des ruptures de quelques fibres musculaires et de certains tendons,

telles que celle des fibres du mollet et celle
du tendon d'Achille ; pour les éviter elles
doivent danser sans efforts : lorsque le mal
est fait, il entre complètement dans le domaine
de la chirugie. Nous pouvons cependant ajouter ici que l'absence de tout mouvement et la
compression uniforme sont les premières indications qu'il faut remplir contre la rupture
des fibres musculaires. Celle du tendon
d'Achille prescrit d'abord impérieusement le
repos du membre, et demande ensuite des
soins plus compliqués.

ARTICLE VII.

*Dangers que font courir à l'artiste les machines et
les décorations.*

Quels que soient les inconvéniens relatifs,
nés du mouvement, qui existent pour les artistes dramatiques et pour les danseurs purs dans
l'exercice de leur profession, il en ont encore
d'autres à redouter, qui tiennent à la nature
du sol sur lequel ils exécutent leurs mouvemens, et à celle des objets qui les environnent

pendant les jeux scéniques. — Les planches qui forment le plancher de la scène et des coulisses peuvent être mal jointes ; les trappes qui y sont semées peuvent se trouver mal fermées : il n'en faut pas davantage pour occasioner des chutes plus ou moins graves. D'un autre côté les décorations peuvent être mal assujéties, les tringles de bois qui les retiennent peu solidement fixées, et tomber avec plus ou moins de force sur les personnes les plus voisines. D'un autre côté encore dans un changement à vue, une décoration peut venir froisser douloureusement l'artiste imprudent qui ne se tient pas sur ses gardes. Toutes ces circonstances locales recèlent donc de nouveaux périls qu'il importe d'éviter. Deux sortes de moyens se présentent. Les premiers regardent les directeurs qui doivent choisir des machinistes habiles et peu négligens, les derniers regardent les acteurs eux-mêmes, qui ne doivent embarrasser que le moins possible les coulisses, surtout quand ils savent que la représentation exige des évolutions scéniques rapides et nombreuses.

CHAPITRE II.

DE LA VOIX.

Considérations générales sur la voix, sur sa gravité et son acuité, sur son timbre, sur sa pureté et sur sa justesse.

Personne n'ignore que nous exprimons nos idées et nos besoins à l'aide des sons divers, plus ou moins distinctement articulés, que fait entendre, en sortant de la bouche, l'air expulsé par les poumons, après avoir traversé préalablement les bronches et avoir été plus ou moins modifié par le larynx, le voile du palais, la langue, les fosses nasales, les joues, les dents et les lèvres. Tout cet ensemble d'actes et d'opérations diverses et successives constitue la voix, telle que nous devons la comprendre dans un ouvrage de la nature du nôtre. Pousserons-nous plus loin nos investigations? Chercherons-nous à pénétrer les mystères de ce Protée si rapide et si varié dans ses étonnantes transformations? Que servirait

au but que nous nous proposons de nous éver-
tuer à approfondir si, par exemple, l'organe
de la voix est plutôt un instrument à corde
qu'un instrument à vent, qu'un instrument à
anche, ou mieux encore, le résultat d'un ensemble de ces différens appareils? Beaucoup
d'auteurs, fort distingués, ont longuement
écrit sur cette matière; chacun a discuté sur
sa manière de voir; les expériences fort peu
concluantes n'ont manqué à aucun pour l'au-
toriser à conclure en faveur du système que
son imagination lui avait montré. Ces discussions, ces raisonnemens, ces expériences
n'ont réussi qu'à embrouiller davantage la
question, ou plutôt, n'ont servi qu'à prouver
que la voix n'était pas seulement ce que chacun disait, et qu'au-delà des nombreuses vérités existant sans doute dans l'ensemble des
idées émises à son sujet, il y avait encore en
elle une magie changeante et des mystères fu-
gitifs qui échappaient toujours à l'analyse.
Cette analyse, nous ne tâcherons pas follement de la faire, présumant qu'elle surpasse

actuellement la perspicacité humaine. Nous nous bornerons, dans ces généralités préliminaires, à tracer rapidement quelques considérations sur les qualités physiques que la voix doit présenter pour être agréable et puissante.

Elle peut être aiguë ou grave, sonore ou sourde, juste ou fausse.

Il semble que la gravité de la voix dépende, en général, du peu de longueur proportionnelle du larynx, de sa largeur plus considérable et de la laxité plus grande des deux muscles qui y font saillie et que l'on nomme cordes vocales inférieures, et enfin de la forme qu'affecte la partie supérieure du tuyau vocal, lors de l'émission du fluide sonore. L'acuité de la voix reconnaît pour causes des conditions opposées du même organe. Nous devons ajouter que la quantité plus ou moins notable de mucosités qui obstrue les bronches et l'arrière-bouche influe aussi sur la gravité et sur l'acuité de la voix. Ainsi, le matin, on a la voix plus grave : elle présente les mêmes phénomènes chez les personnes qui s'enrhument facilement et dont l'arrière-bouche est presque toujours tapissée de mucosités. Remarquons d'un autre côté que les mouvemens dont le larynx est susceptible sont jusqu'à un certain point soumis à la volonté de l'homme ; qu'il peut allonger ou raccourcir à peu près à son gré, selon des limites posées par la nature, le tube qui donne passage à l'air, et que, par un admirable artifice de conformation, en même temps que le larynx remonte, il s'allonge d'avant en arrière, se rétréçit latéralement, et opère la tension des cordes vocales, triple condition qui paraît nécessaire pour former un son aigu, tandis qu'au contraire lorsqu'il s'abaisse, il se raccourcit, revient sur lui-même et opère la détente des mêmes cordes vocales, triple condition nécessaire aussi pour la production des sons graves.

Mais la connaissance de ce mécanisme suffit-elle pour l'explication de toute l'échelle des sons que la voix de l'homme peut pro-

duire ? En est-il, dans le registre inférieur,
qui soient nécessairement modifiés par un re-
tentissement dans le sein du larynx et de la
trachée eux-mêmes ? En est-il, dans le registre
supérieur, qui ne puissent se produire qu'à
l'aide de vibrations particulières dépendant de
l'élévation du voile du palais, de certaines
positions de la langue et d'une forme spéciale
du tuyau vocal qui, de bas en haut, succède
au larynx ? Dans ce cas, quelle est cette forme
spéciale, quelles sont ces positions de la langue, quel est le maximum d'élévation du
voile du palais ? Les savans qui se sont le plus
récemment occupés de ces questions, n'ayant
pas tous été d'accord, dans leur solution, on
nous permettra de ne point porter un nouveau
germe de dissension dans un sujet qui en présente déjà un si grand nombre. Le silence
nous est d'autant plus naturel sur ce point,
que les artistes dramatiques ne sauraient nullement, quelle que fût notre opinion, mettre
à profit les données variables d'explications
scientifiques, incertaines d'elles-mêmes. Elles

n'ont pas été jusqu'ici, grâces au ciel, d'un besoin si indispensable que nos meilleurs artistes n'aient pu s'en passer, sans une perte trop marquée pour leur talent et pour leur célébrité : espérons que la sagacité individuelle, et de bonnes observations particulières leur tiendront encore lieu des préceptes positifs que la science leur refuse.

Le timbre et la pureté de la voix reconnaissent pour causes l'énergie facile avec laquelle l'air est chassé des poumons ; la précision des différentes tensions des cordes vocales ; l'absence de tout obstacle au passage de l'air, soit dans les bronches, soit dans le larynx, soit dans l'arrière-bouche, soit dans les fosses nasales ; l'état naturel de la membrane qui tapisse ces différentes parties de l'appareil vocal ; l'art avec lequel on modifie dans la cavité buccale et la cavité nasale l'onde sonore, avant de la livrer aux propriétés conductrices de l'air extérieur ; enfin l'absence de toute contraction musculaire simultanée qui puisse s'opposer à l'action des muscles expirateurs et inspirateurs, ainsi qu'à celle des muscles qui font mouvoir le larynx. De ces qualités, les unes sont quelquefois indépendantes de notre volonté et de nos efforts, les autres sont souvent soumises à des conditions de prudence éclairée et de talent qui relèvent plus ou moins de nous.

On peut avoir la voix très sonore en même temps que très fausse, et réciproquement. La justesse de la voix est en général liée à celle de l'oreille et à l'intelligence musicale. Elle semble être alors un simple effet d'imitation. Aussi plusieurs conditions semblent être nécessaires pour cette justesse. La première, c'est l'aptitude musicale; la seconde, l'état normal de la substance cérébrale dans laquelle la sensation du son va se rendre; la troisième, l'absence de toute lésion du nerf auditif qui transmet cette sensation au cerveau; la quatrième, la négation de toute affection grave de l'oreille interne ou de l'oreille externe; la cinquième enfin, l'état physiologique des organes de la voix eux-mêmes. Ainsi on voit tous

les jours des personnes dont les organes de la
voix sont bien conformés , dont les conduits
et les nerfs auditifs ne souffrent aucunement,
et qui ne peuvent néanmoins chanter juste ;
c'est que l'aptitude musicale leur manque. Il y
en a d'autres qui , après avoir été remarquables par la justesse de leur voix , la perdent à
la suite d'une inflammation de l'oreille interne,
ou bien d'une apoplexie locale : c'est que la
substance cérébrale a été chez elles lésée. Il y
en a d'autres qui ne la recouvrent qu'après la
guérison d'une maladie chronique de l'oreille
dont elles étaient atteintes : il en est d'autres
enfin qui , comprenant parfaitement l'harmonie des sons , ne sont pas maîtresses de la justesse de leurs notes , soit parce qu'elles sont
violemment enrouées, soit parce qu'elles sont
affectées d'une ulcération du larynx , etc. Telles sont les circonstances nombreuses qui président à la justesse de la voix. On conçoit que
les moyens à mettre en usage dans ces divers
cas doivent varier selon la cause présumée
du mal.

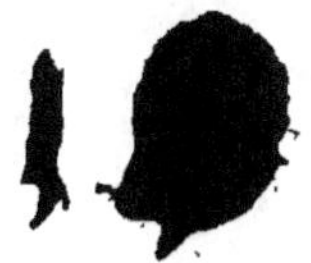

ARTICLE II.

Charmes d'une belle voix.

De quelque don précieux de la nature qu'ils aient pris naissance, à quelque heureux effort de l'art qu'ils soient dûs, une belle voix, un bel organe possèdent des charmes puissans qui flattent et captivent, en dépit de l'origine et de l'âge, en dépit de toutes les distinctions sociales, tandis que des sons sourds, rauques et désagréables, répugnent et repoussent, malgré le rang, la fortune, la beauté, vains apanages, incapables de réparer long-temps l'impression toujours fâcheuse d'une voix faite pour maltraiter l'oreille et pour glacer le cœur. On a dit que l'amour prenait les femmes par l'oreille et les hommes par les yeux. On a sans doute eu raison si l'on à voulu dire que les protestations de tendresse, les sermens, les éloges flatteurs, étaient les amorces les plus sûres contre elles, et que, relativement, les hommes se laissaient plutôt séduire aux émotions qu'inspire la beauté au premier regard :

mais si l'on a prétendu que les hommes fussent moins sensibles que les femmes aux attraits enchanteurs d'une douce voix, d'un bel organe, nous pensons que l'on s'est étrangement abusé.

Le pouvoir séducteur de la voix l'emporte tellement sur toutes les expressions à l'aide desquelles on essaierait de le figurer, qu'il est nécessaire pour s'en faire une idée, d'en appeler un peu à ses souvenirs. Ici, c'est un jeune mendiant qui vous demande l'aumône. Préoccupé que vous êtes, vous ne le regardez pas, et vous passez outre. Il vous suit, il insiste, en vous priant de lui donner quelque chose pour subsister. Ses instances attirent votre attention, vous êtes frappé de la douceur de sa voix, et la pitié, réveillée par elle, laisse tomber le denier du pauvre. Là, c'est un serviteur, c'est une servante que vous devez choisir. Convoqués par votre ordre, plusieurs se hâtent de venir offrir leurs services. Vous ne les connaissez ni les uns ni les autres. Quel est celui que vous préférerez ? quelle est celle

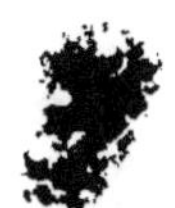

pour laquelle un intérêt plus vif vous parlera ? Celui dont l'organe flattera le plus votre oreille : celle dont la voix vous paraîtra la plus douce, et que vous supposerez meilleure à cause de cela. Plus loin, vous êtes au milieu des tourbillons d'un bal, d'une fête. Les parfums, les lumières, les sons harmonieux de l'orchestre, tout agace vos sens, enchante votre imagination et met en fuite la raison, cette vieille radoteuse. Un essaim de beautés folâtrent autour de vous et mêlent les séductions de leurs parures et de leurs grâces à toutes celles dont vous êtes déjà menacé. Eh bien ! laquelle de ces jeunes filles, toutes également éblouissantes de fraîcheur, de jeunesse et d'innocence, achèvera votre défaite ? Ce ne sera pas celle dont la voix rauque ou dont l'organe criard fatiguera la délicatesse de votre oreille ou lui déplaira. — Non. — Mais ce sera, folâtre ou réservée, agaçante ou timide, coquette ou modeste et simple, ce sera celle qui vous charmera par la mélodie continuelle de ses moindres paroles, quelque indifférentes

quelles puissent être. Zénon, le stoïcien, n'a-
t-il pas défini la voix, « *la fleur de la jeune
beauté;* » voulant indiquer par cette charmante
métaphore, qu'elle est de tous les attraits dont
la nature se plaît à parer une femme, celui qui
captive le plus.

Mais qu'aux charmes, déjà si irrésistibles,
qui naissent d'une voix sonore, pure et douce,
on unisse une flexibilité merveilleuse d'inton-
nations, on joigne une âme impressionnable
qui se reflète sans peine dans l'harmonie du
langage, sans la troubler : que susceptible
enfin de comprendre tour à tour les passions
les plus opposées, d'être affecté des sentimens
les plus divers, on jouisse en outre de l'inap-
préciable facilité de les traduire fidèlement
dans la poésie de son expression parlée, d'as-
sombrir sa voix dans la fureur sourde, de la
rendre déchirante dans la douleur, de l'épa-
nouir dans le plaisir et dans la gaîté, c'est alors
qu'on possède une puissance supérieure sur
les âmes qui vous environnent, qu'on les gou-
verne et les maîtrise au gré de ses propres inspi-

rations, fougueuses ou pacifiques, bienveillantes ou haineuses. Voyez avec quel instinct adroit
une amante ramène sous ses lois l'ami qu'elle
a contrarié. Il ne lui faut qu'un mot, mais un
mot prononcé avec tant de magie qu'on s'y
rend toujours, bien qu'on se fût évertué à y
résister. Voyez cet époux repentant implorer
une grâce qu'on s'efforce en vain de lui refuser.
Comme ses paroles sont douces! comme les
aveux de ses torts sont mouillés de larmes!
quel attendrissement, quelle hnmilité dans
l'expression de ses regrets! quel éclat, quelle
énergie de voix dans le serment qu'il fait de
ne plus causer de chagrin à celle qu'il a toujours uniquement aimée, au milieu même de
ses plus criantes erreurs!! Entendez retentir
le long de ces voûtes spacieuses cette voix terrible, accentuée et vibrante : vous diriez un
tonnerre dont les roulemens inégaux, tantôt
sont assoupis dans l'étendue, tantôt se réveil-
lent avec fracas, à l'approche de quelque
nuage. C'est la grande voix de Mirabeau qui
remplit les voûtes de son bruit, les âmes de

son enthousiasme, les esprits de son énergique
profondeur : c'est Mirabeau dont la voix, fou-
gueuse autant que son génie, en exprime tout
les élans, et en facilite sans doute l'action et
la puissance.

ARTICLE III.

Pouvoir d'un bel organe sur la scène.

Les effets d'une voix sonore pure et agréable, ne sont nulle part plus puissans et plus
séducteurs qu'au théâtre : c'est là qu'ils dé-
ploient toutes les souplesses de leurs fascina-
tions. Qui n'a entendu vanter autrefois le bel
organe de M. Larive, son pouvoir sur la scène
et même dans la vie civile ! Qui n'a entendu
dans ces dernières années la voix vibrante et
pure de M. Haizinger, dont la beauté calmait
la critique, impuissante alors à se plaindre du
jeu et de l'habileté musicale de l'acteur. Sur le
même théâtre, mais dans une autre saison,
retentissaient alors les sons purs et brillans du
gosier flexible de mademoiselle Sontag. Peut-
être eût-on pu désirer que sa méthode eût

été meilleure, mais dès qu'elle laissait échapper une note, critique, censure, goût, tout s'évanouissait pour faire place à une extase délicieuse, tant il existait de pureté ravissante, et de vibrations merveilleuses dans la beauté native de sa voix. Au milieu de tous les prestiges qui environnent mademoiselle Mars, et qui rendent l'admiration incertaine, faute de savoir où se poser, quel est celui qui brille peut-être le plus ? Malgré l'harmonie de ses gestes, la vérité de sa physionomie, les ressources merveilleuses de son suave talent, malgré la beauté de ses yeux qui semblent avoir chacun une âme, on remarque cependant sa voix argentine, touchante et flexible : parmi tant de richesses c'est son plus beau trésor, parmi tant de fées c'est la première.

Mais au don peu commun d'une voix énergique et flexible, grave ou perçante tour à tour, ajoutez une justesse que rien n'égale et qui ne se dément jamais, ajoutez des connaissances musicales fécondes, ajoutez l'imagination la plus ardente, l'âme la plus expansive, l'ex-

pression la plus fidèle, et vous aurez madame
Malibran, soubrette espiègle, ou amante dé-
vouée, guerrier fougueux ou mélancolique,
pupille rusée ou Vénitienne crédule au pres-
sentiment, toujours admirable de vérité, toujours étonnante par la facilité des métamorphoses de son génie. Elle ne chante pas, elle
ne parle pas, elle ne joue pas ; mais elle gémit
avec la douleur, elle éclate avec la menace,
elle rit comme une folle avec la gaîté, elle
gronde et rugit avec la colère, elle pousse des
cris déchirans et vrais avec le désespoir.
Dans ses rôles, partout, c'est toujours la nature prise sur le fait, énergique, fantasque,
sans apprêt, tantôt sublime, tantôt négligée.

Cette peinture, faible encore malgré sa fidélité apparente, ne nous rappelle-t-elle pas les
talens supérieurs de MM. Nourrit et Tambu-
rini. Quels acteurs vrais et passionnés ! quels
chanteurs délicieux ! comme l'acteur et le
chanteur se confondent en eux, pour ne plus
former qu'un seul tout, qui plaît et qui ravit.
Lequel préférer de leur voix harmonieuse, de

l'art infini avec lequel ils la dirigent, de la délicatesse de leur goût, de la grâce de leurs mouvemens, de la souplesse, tantôt énergique, tantôt suave, avec laquelle ils expriment une foule de sentimens divers ! ! Telle est la puissance d'une voix pure, distincte et harmonieuse sur les auditeurs séduits ; tel est le charme indéfinissable d'un organe flexible et mélodieux, qui se prête à l'imitation artistique des accens naturels de tous les bouleversemens du cœur.

Quelle importance ne doit-on pas attacher à connaître les effets qui résultent de l'exercice abusif ou modéré de la voix, à savoir les causes qui peuvent l'altérer ou lui être utiles, et à ne pas être étranger aux moyens hygiéniques propres à l'entretenir dans sa beauté native, ou à lui communiquer des qualités agréables qu'elle pouvait ne point avoir. Ce seront là les matières que nous nous proposons de développer, dans la mesure que comporte toutefois le but de cet ouvrage.

ARTICLE IV.

Inconvéniens de la déclamation et du chant sur les organes contenus dans la poitrine.

Les inconvéniens de la déclamation ou du chant, trop violens ou trop long-temps soutenus, s'étendent soit sur les organes de la voix eux-mêmes et sur les autres organes contenus dans la poitrine, soit sur ceux que renferme la cavité de l'abdomen. Parmi les premiers, dont la liste est nombreuse, on peut citer l'enrouement, la sécheresse du gosier, causée par l'épuisement des sucs salivaires ; des picottemens du larynx ; la perte plus ou moins complète du timbre où de l'étendue de la voix, reconnaissant pour cause, soit une lésion appréciable du larynx, soit un dérangement caché à nos faibles moyens d'investigation ; la phthisie laryngée, consistant en tubercules semés sur sa face interne ; l'œdème de la glotte, maladie décrite par Bayle, et qui consiste dans l'infiltration séreuse des parties du larynx, le plus spécialement chargées de former la voix ; enfin la phthisie, que les fatigues continuelles que les poumons éprouvent à expulser l'air, traînent quelquefois à leur suite. Si les efforts que l'on fait pour déclamer ou pour chanter sont plus violens que d'ordinaire, ou s'ils ne le sont que relativement à la constitution ou aux prédispositions organiques de l'individu qui les exerce, il pourra s'opérer chez lui des ruptures vasculaires, soit des poumons, soit des autres vaisseaux de la poitrine, et par conséquent, des hémorragies plus ou moins dangereuses, souvent mortelles.

Ramazzini rapporte deux cas de ce genre, dignes de compassion. L'un est celui d'un orateur célèbre qui, dans la convalescence d'une maladie grave, ayant osé monter en chaire, pour prononcer un panégyrique, vomit des flots de sang et mourut. L'autre est celui d'un savant de Padoue, qui avait coutume de faire des leçons publiques de plus d'une heure. Un jour qu'il eut parlé avec plus de chaleur et de savoir que jamais, il fut pris, à la fin de son discours, de douleurs violentes à la poitrine, et de vomissemens abondans de sang qui le mirent au tombeau dans l'espace de quelques minutes. Qui ne se rappelle, le cœur oppressé de tristesse, que c'est à un accident semblable que nous devons la perte de notre inimitable Molière, ravi dans la force de son âge et de son génie, à la raison et à la philosophie dont il était l'apôtre et le modèle.

La production des sons aigus exige quelquefois des efforts considérables, qui font remonter le sang aux parties supérieures, qui engorgent les veines, rougissent ou bleuissent la face, et peuvent donner lieu à des congestions, à des hémorragies cérébrales. L'agitation incessante ou souvent renouvelée à laquelle les poumons sont soumis pendant la déclamation ou le chant, empêchant la vivification complète du sang, et le refoulant plus ou moins dans les vaisseaux les plus proches, en remplit outre mesure les cavités du cœur, et prédispose conséquemmeut aux diverses maladies de ce dernier organe, connues sous le nom d'anévrismes du cœur.

Un autre inconvénient qui peut, dans quelques cas, causer un épuisement insensible et lent, c'est la grande quantité de salive sécrétée pendant l'acte de la déclamation ou du chant, les glandes salivaires sans cesse béantes alors, n'exagérant pas leur action, sans appeler vers elles une somme plus grande aussi de forces vitales. « J'ai connu à Modène, dit Raxmazzini, la fameuse chanteuse Marguerita Salicola Scevina, qui était prise d'un enrouement considérable toutes les fois qu'elle exerçait sa voix pendant long-temps. On ne peut concevoir la grande quantité de lymphe visqueuse que cette femme peut cracher en un instant, selon sa volonté, tant les organes salivaires ont leurs ouvertures béantes ; ce qui ne peut venir que de l'effort violent qu'elle fait en chantant. Elle m'a raconté que lorsque sur la scène elle soutient un ton sans reprendre haleine pendant trop long-temps, elle est bientôt après attaquée de vertiges. »

D'après tout ce que nous venons de dire, il résulte qu'il est prudent d'interdire la déclamation ou le chant aux personnes sujettes aux hémorragies, ou aux inflammations de poitrine. Celles qui sont atteintes de phthisie ou de maladies du cœur doivent à plus forte raison s'abstenir de cet exercice, de peur que leur mal ne s'aggrave. Il résulte en outre des considérations ci-dessus énoncées que ce n'est guère que dans la vigueur de l'âge qu'on peut avec le plus d'impunité outrepasser, dans l'exercice de la déclamation ou du chant, les bornes souvent incertaines de la prudence, les organes complètement développés pouvant alors résister avec plus de succès à l'abus qu'on en ferait.

Cependant à en croire M. Lombard de Genève, qui fonde son opinion sur le résultat comparatif d'un grand nombre de recherches faites en France, en Allemagne, en Suisse, pa r divers hommes de mérite, la phthisie, par exemple, que tous les auteurs se sont plu à regarder comme l'effet possible ou probable d'un trop grand exercice de la voix, aurait été faussement attribuée à cette cause. Au

contraire, selon lui, cette cruelle maladie serait très rarement, et par exception, l'apanage
des professions qui font un grand usage de la
parole, tels que les avocats et les acteurs.
Comme les recherches sur lesquelles ce médecin distingué s'appuie ont été, en grande
partie, extraites des hôpitaux, lieux de secours
où les acteurs et les avocats remarquables,
que leur profession fatigue le plus, ne vont
pas d'ordinaire chercher un asile, dans leurs
maladies, il nous permettra de penser, jusqu'à
preuve du contraire, que ses conclusions ne
reposent pas sur une base assez solide pour
qu'elles puissent détrôner complètement les
prévisions du raisonnement et les témoignages
multipliés de tant d'auteurs justement célè-
bres. Nous pensons du reste avec lui que la
jouissance des avantages que procure la fortune, et que possèdent généralement les artistes de mérite, qui seraient le plus sujets aux
dangers du trop grand exercice des organes
vocaux, contribue prodigieusement à éloigner
d'eux les maladies pulmonaires. Nous saisi-

rons même ici l'occasion de professer qu'en général, quelque péril morbide que nous indiquions à l'artiste dramatique comme le résultat probable d'une imprudence, ou d'un exercice organique exagéré, nous faisons toujours leur part aux modifications heureuses qui peuvent naître de la bonne constitution, de la vigueur de l'âge, et des bonnes conditions hygiéniques qui entourent communément l'aisance unie à la sagesse de la conduite.

Quelque réels que soient les résultats fâcheux que nous venons d'examiner et d'apprécier, ils sont dûs, le plus ordinairement, moins à la faiblesse naturelle de la voix humaine, qui ne saurait dépasser certaines limites sans péril, qu'à la mauvaise manière de s'en servir. On n'aspire pas, communément, des quantités d'air proportionnelles à l'intensité des sons que l'on veut rendre ; ou bien on ne reprend pas haleine assez souvent ; ou bien encore on imprime à tous les muscles de son corps, un état de contraction forcé, qui contrarie l'action pacifique des muscles qui président à la respiration. Est-il donc étonnant qu'au milieu de tant d'efforts opposés, de tant d'actes organiques avortés, les voies respiratoires souffrent et soient quelquefois lésées? Celui-ci ne peut déclamer quelques minutes sans être essoufflé, sans que sa bouche ne devienne sèche et aride ; c'est qu'il ne respire pas avec méthode ; c'est qu'il ne met pas à parler les repos naturels qui existent dans toute phrase, dans toute expression d'une idée quelconque. Celui là veut pousser un son énergique, et ne profère qu'un cri mal dessiné : c'est qu'ils n'a pas su faire préalablement une aspiration convenable. Celui-là enfin appuie fortement ses pieds sur le parquet, contracte avec violence les muscles de ses extrémités inférieures, les muscles de son tronc, de ses bras et de ses mains, croyant par là imprimer plus d'énergie à sa voix, et il lui arrive précisément le contraire de ce qu'il désirait : l'air en entrant dans sa poitrine, fait entendre le hoquet dramatique ; ce même air en sortant, ne donne qu'un bruit désagréable et sourd. Il est

donc de toute nécessité de respirer, en déclamant ou en chantant, de la manière la plus
naturelle, à peu près comme on respire en
sommeillant, et qu'aucun mouvement malen-
contreux ne vienne troubler le jeu des leviers
qui concourent à l'accomplissement de l'acte
respiratoire. Ces préceptes ne sont pas les
seuls dont la négligence entraîne la perte plus
ou moins complète de la voix. Au passage de
l'enfance à la puberté, la voix nous révèle le
travail secret dont notre organisation devient
alors le théâtre, en descendant d'une octave.
Elle est en outre à cette époque critique de la
vie, d'une délicatesse extrême : les moindres
fatigues peuvent la compromettre à jamais.
Mais s'il importe de ne point se livrer alors à
des études prolongées de déclamation ou de
chant, s'il est prudent de ne consacrer alors à
ces exercices qu'une heure tout au plus de la
journée, en ayant soin de ne parler que dans
le ton qui fatigue le moins, et de ne donner
que les notes qui demandent le moins d'effort,
il n'est pas moins nécessaire d'éviter l'abandon

de la déclamation ou du chant pendant ce
période, afin de ne perdre que le moins possible de la souplesse et de l'étendue de son
organe. Des indications semblables doivent
être mises en usages, pendant la convalescence d'un enrouemenut dû à l'atonie du
tuyau vocal.

ARTICLE V.

*Inconvéniens de la déclamation et du chant sur les
organes abdominaux.*

Parmi les inconvéniens de la déclamation
ou du chant, qui exercent leur action sur les
organes abdominaux, nous indiquerons spécialement les tumeurs herniaires. On conçoit
à priori qu'elles peuvent être produites par la
pression saccadée de haut en bas, ou latéralement, que le diaphragme et les muscles de
l'abdomen exercent sur la masse des intestins,
durant les mouvemens variés et subits de
l'inspiration qui précède l'émission de la voix.
Des faits assez nombreux, et des autorités très
imposantes, viennent en outre prêter leur ap-

pui à cette assertion. Lorsque les mouvemens
sont énergiques et fréquemment répétés, lorsqu'il y a laxité extrême ou résistance exagérée des membranes qui tapissent les parois
intérieures de l'aine, il est à craindre que les
intestins ne s'ouvrent un passage au dehors,
et ne s'y manifestent sous la forme de hernie.
L'anatomiste Fallope dit à ce sujet que « les
chanteurs qui ont la voix grave, ce qu'on appelle basse ou contre-basse, et les moines, sont
pour la plupart attaqués de hernies, par leurs
chants continuels, qui demandent une action
violente des muscles de l'abdomen. » — « Ramazzini assure aussi qu'il a observé que les reli-
gieuses sont attaquées de hernies, plus souvent
que les autres femmes ; ce qu'il attribue à leurs
chants trop violens. »

Pour obvier à cette incommodité, qui peut
devenir funeste, plusieurs moyens ont été
conseillés tour à tour. Le savant Mercurialis
remarque que les anciens qui chantaient n'é-
taient pas sujets aux hernies comme les moines et les chanteurs de son temps, parce qu'ils

prenaient fréquemment des bains, au moyen
desquels les tuniques propres aux différentes parties des organes de la génération,
humectées et ramollies, pouvaient se dilater
sans danger de rupture. Ramazzini conseille
aux chanteurs, pour prévenir les hernies qui
leur sont familières, de porter un bandage her-
niaire, les engageant en outre à ne point faire
usage d'une multitude de drogues, dont on
leur vantait faussement les merveilleux effets
à cet égard. Nous pensons que les bains, pris
avec modération, peuvent être utiles dans ce
but ; qu'il n'est guère besoin de se précautionner d'un bandage, que dans le cas où il y aurait menace évidente de hernie ; et qu'enfin
le meilleur moyen prophilactique contre cette
dangereuse difformité, consiste dans l'habitude
de respirer souvent, et peu à la fois, au milieu
même des plus fougeux élans de la déclamation
ou du chant ; habitude qu'un artiste qui se
possède, ne parvient à prendre qu'après de
longues études, s'il n'y est de bonne heure
accoutumé.

ARTICLE VI.

*Influence heureuse de l'exercice modéré et prudent de
la déclamation et du chant sur la santé.*

Le tableau que nous venons de présenter
des lésions morbides, qui peuvent résulter de
l'abus des organes vocaux, considérés dans
l'exercice de leurs fonctions théâtrales, inspi-
rerait sans aucun doute des conséquences dé-
solantes, si nous ne nous hâtions de montrer
en regard, mais en raccourci, celui des résultats favorables qui sont à leur tour la suite
naturelle de l'exercice modéré de ces mêmes
organes, chez des personnes convenablement
prédisposées, chez la grande majorité des artistes. La capacité de la cavité osseuse de la
poitrine s'agrandit sous l'influence de la plus
grande quantité de sang qui y abonde continuellement, les poumons prennent une ampleur plus considérable, la trachée et le larynx
s'élargissent, la voie revêt plus de volume et
de force, la circulation générale devient plus
animée et plus rapide, les fonctions s'exercent

avec plus d'ensemble et de facilité, et la santé, fruit de toutes ses harmonies, se maintient florissante et belle, pour peu que l'on évite avec soin les causes étrangères qui peuvent y porter atteinte. Même il arrive assez fréquemment qu'une poitrine qui paraissait faible, qu'une voix qui semblait ne point devoir résister aux exigences de la scène, ont cependant acquis un développement heureux, à l'aide d'un exercice prudent et gradué. Nous possédons à ce sujet plusieurs observations curieuses, parmi lesquelles nous en choisirons une relative à M. Michelot. Le lecteur ne nous saura pas mauvais gré, nous le croyons, de l'avoir préférée. Cet habile artiste était sujet pendant sa jeunesse à une petite toux, qui revenait fréquemment, et donnait des craintes sérieuses pour sa santé. Aussi on ne comprenait pas, lorsqu'il entra dans la carrière théâtrale, qu'il pût la fournir de manière à mériter long-temps les palmes que sa jeune ambition convoitait avec ardeur. Quelle que fût la vérité de ces présages, le jeune artiste ne s'en laissa point décourager. Seulement guidé par les conseils de Monvel et de Talma, il se garda bien de se livrer tout d'abord à des efforts fatigans : il accoutuma peu à peu la délicatesse de son appareil vocal, aux longues tirades, aux périodes passionnées, à l'ampleur de son nécessaire pour être entendu des différens points d'une vaste salle. Sous l'influence de ces études prudentes et raisonnées, sa diction acquit une précision peu commune, sa voix se fortifia, devint à l'épreuve des fatigues vocales les plus rudes, et sa santé, qui d'abord avait éveillé les craintes légitimes des personnes qui l'affectionnaient, revêtit, après un certain nombre d'années, l'aspect flatteur que nous sommes tous charmés de lui trouver encore aujourd'hui.

Les résultats heureux de l'exercice raisonné de la voix sur le développement de la cavité thoracique et sur la santé générale, n'ont point échappé aux penseurs allemands. En Prusse, l'étude du chant est regardée comme un élément indispensable de l'éducation que l'on donne à tous les enfans pauvres dans les écoles primaires : on l'y place au même rang que l'enseignement de l'écriture et du calcul. Gymnastique physique, aussi importante que les excercices du corps, elle devient, au besoin, une gymnastique morale, d'autant plus certaine dans ses effets qu'un plaisir innocent en adoucit l'austérité. Naguère encore un docteur américain, dans son rapport sur le plan d'éducation à suivre pour les orphelins qui doivent être admis dans l'hôpital élevé par la générosité du banquier Girard, à Philadelphie, s'arrêtait avec complaisance sur l'étude du chant, en considérait tous les avantages, et en consacrait l'inauguration dans la méthode de l'enseignement primaire des États-Unis. Serait-ce sortir de notre sujet, que de souhaiter que de tels exemples fussent imités par la France, et qu'elle voulût bien ajouter à l'éducation que l'on reçoit dans ses collèges, un cours de lecture et de déclamation, qui apprît aux jeunes gens près d'entrer dans le monde, à se rendre maîtrés de leur respiration, lorsqu'ils lisent, tout haut, à poser leur voix, à varier leurs intonations, à analyser et à rendre fidèlement les morceaux les plus saillans des auteurs qui ont illustré leur langue maternelle : toutes choses pour lesquelles ils sont en général d'une extrême gaucherie. On ne sait pas à combien de dangers échappe dans son adolescence, le jeune homme qui adonné à une carrière sérieuse, a pourtant la mémoire ornée des plus beaux passages des grands littérateurs de son pays, et qui sait les rendre avec intelligence. Il s'identifie insensiblement avec les pensées qu'il répète avec plaisir : ses loisirs employés le plus souvent à ces réminiscences heureuses, qui le tiennent isolé sans que jamais l'ennui le surprenne, ne ressemblent point aux loisirs turbulens de ses camarades ; son cœur s'améliore dans cette haute familiarité ; son ton, ses manières, revêtent une noblesse et une grâce inexprimables, et s'il se trouve obligé de parler en public sur un sujet qu'il possède, sa voix se pose naturellement, ses gestes viennent simples et nobles, son élocution même n'est pas sans élégance, grâce à mille emprunts innocens qu'il fait involontairement à son délassement favori.

ARTICLE VII.

Causes qui agissent défavorablement sur la voix.

Toutes les causes capables d'exercer leur action sur la voix, n'influent pas sur elle d'une manière uniforme et égale, soit pour l'améliorer, soit pour lui être nuisibles. Les unes la détériorent, les autres l'entretiennent ou développent les qualités qui la rendent remarquable.

Les causes qui agissent défavorablement sur la voix sont ou purement physiques ou morales, ou dépendantes d'une altération morbide locale ; elles peuvent tenir encore au dérangement, à la perversion, ou à l'abolition d'une autre fonction organique. Ainsi une atmosphère chaude nuit au timbre et à l'étendue de la voix, soit en exigeant qu'elle soit plus forte pour être également entendue, soit en affaiblissant la constitution, à l'aide de la

perspiration cutanée dont elle active la sécrétion continuelle. Ainsi les boissons alcooliques, prises immodérément, pervertissent les
sécrétions salivaires, détruisent la souplesse
nécessaire de la membrane qui tapisse les voies
respiratoires, et causent à la voix une faiblesse
et une raucité insupportables. Ainsi les alimens
peuvent lui être funestes également, soit par
leur abstinence, en causant une prostration
de forces qui lui est pernicieuse ; soit par leur
qualité, en excitant désagréablement la bouche et le palais, comme le font les substances
âcres, les huiles susceptibles de rancir, les
noix, les amandes, les noisettes ,les mets trop
salés ou trop épicés, etc ; soit enfin par leur
quantité, qui peut exercer sur elle une double
action fâcheuse, d'abord, en remplissant l'estomac, ce qui gêne les mouvemens inspirateurs et expirateurs, ensuite, en augmentant
l'embonpoint, condition qui nuit aussi quelquefois à la voix. M. Rostan, rapporte à ce
sujet le cas d'une cantatrice, qui ayant perdu
des notes dans le bas et dans le haut à la suite

d'une obésité, les recouvra, lorsque cette obésité fut disparue à l'aide des conseils d'un médecin. L'abus des bains chauds, les hémorrhagies considérables, soit habituelles, soit accidentelles, une saignée intempestive, sont susceptibles également d'affaiblir la voix. D'un autre côté, les diverses affections des voies respiratoires, plus ou moins énergiques, telles que les rhumes, les enrouemens, les tubercules du larynx, les altérations de la voûte palatine, la longueur trop considérable de la luette, etc., la compromettent singulièrement, de même qu'une foule de maladies, qui ont pour résultat prochain ou éloigné d'énerver l'économie, telles que les fièvres, les typhus, etc., l'altèrent pendant un temps plus ou moins long, quelquefois pour toujours. D'un autre côté encore, une nouvelle affligeante, l'habitude des douleurs et des angoisses du désespoir, peuvent la modifier de mille manières surprenantes : elle peut blanchir, pour ainsi dire, sous le coup du malheur, comme le font les cheveux, avec une déplorable rapidité. D'un autre côté enfin, les organes de la génération exercent l'influence la plus marquée sur la voix de l'homme. Qui ne sait en effet que la grossesse enlève quelquefois de superbes voix à celles qui les portaient ? Qui ne sait que l'ablation des organes génitaux, chez l'homme, donne à sa voix un timbre sonore et une acuité féminine, que le développement vicieux des organes génitaux, chez la femme, imprime à sa voix une rudesse et des inflexions masculines ! Qui n'a vu enfin errer le long de nos promenades ces êtres que les excès vénériens ont de bonne heure flétris, fantômes si chancelans, que l'on dirait qu'ils doivent tomber au choc passager de l'aile d'une mouche, et qui ont en même temps si peu d'haleine, que le souffle de leur voix ne suffirait pas pour les renverser ? Parmi toutes les causes funestes à la voix que doivent éviter l'acteur et surtout le chanteur, avec le plus de sollicitude, ce sont principalement les excès de ce genre. Ils opèrent des ravages effrayans, et moissonnent chaque année une foule de

jeunes talens, qui promettaient des fruits sa--
voureux, ainsi qu'un assez grand nombre de
talens plus mûrs qui se sont séchés sur pied.
Ce sujet, à cause de son importance, ne peut
être développé ici d'une manière convenable ;
nous y reviendrons plus tard.

ARTICLE VIII.

Causes qui agissent favorablement sur la voix.

Les causes qui agissent favorablement sur
la voix sont, les unes négatives, et consistent
dans l'absence des influences fâcheuses que
nous venons d'exposer, les autres positives,
et ces dernières peuvent se ranger dans une
classification à peu près analogue à celle que
nous avons précédemment employée.

Un air pur et légèrement froid favorise
l'énergie et la portée de la voix, en ce qu'il
est alors meilleur conducteur du son, en ce
qu'il exerce en outre une action tonique sur
toute l'économie qu'il fortifie, et sur les fonctions pulmonaires dont il active le travail. Des
boissons peu excitantes, et spécialement mu-

cilagineuses, prises à une température modérée; des alimens habituellement sains et peu
épicés conviennent pour maintenir la facile
souplesse de cet organe. Ramazzini parle à
cet effet de sirop de térébenthine de Chypre.
Il prend de là l'occasion de recommander
vivement l'usage des bains de propreté, modérément chauds. Cette recommandation date
de plus loin encore, car Galien a dit : « les
musiciens qui ont forcé leur voix, et qui ont
besoin de s'en servir, les joueurs de harpe, les
panégyristes, les acteurs tragiques ou comiques , doivent prendre beaucoup de bains et
se nourrir d'alimens adoucissans et relâchans. »
Galien et Ramazzini ont un peu exagéré l'influence des bains sur la voix : le premier,
parce qu'il vivait dans un siècle, dans un climat
où l'habitude en était nécessaire; le dernier,
parce que de son temps, et dans la ville qu'il
habitait, les bains publics étant à peine connus,
on négligeait en général les soins de propreté,
négligence dont le résultat frappait vivement
ses regards observateurs. Il ne faut donc pas

suivre à la lettre les préceptes qu'ils donnent ; il ne faut pas non plus les négliger entièrement. Les bains légèrement tièdes, à la température de 20 à 25°, nécessaires pour l'entretien d'une extrême propreté, suffisent pour adoucir cette rudesse vocale qui a été l'objet de leurs savantes sollicitudes. Les plaisirs modérés de l'amour, qui suivent une continence raisonnable, possèdent aussi un pouvoir merveilleux sur la voix. Ils en augmentent l'énergie, en fortifient le timbre, en redoublent l'éclat, en multiplient la souplesse. Au sortir de leurs mystères, présidés par la tempérance, la voix semble, ainsi que toutes les autres fonctions, revêtir une vigueur et une harmonie nouvelles. Dans certaine maladie des organes génitaux féminins, il a suffi quelquefois de remédier au mal pour remédier aux délabremens qu'il avait produits sur la voix. M. Piorry rapporte à ce sujet une observation fort intéressante. C'était une jeune dame, qui, douée naturellement d'une belle voix, éprouva à la suite d'une longue maladie un abaissement sensible dans l'étendue du chant, et une altération fâcheuse dans le timbre du son vocal : elle avait en même temps un prolapsus de la matrice pour lequel M. Verdier, praticien distingué, lui plaça un pessaire. A peine ce corps étranger fut-il placé, à peine la matrice fut-elle supportée et n'éprouva-t-elle plus la même gêne que précédemment, que la voix se rétablit instantanément dans toute son étendue et dans toute sa pureté. Exemple remarquable des rapports sympathiques de l'utérus et du larynx ! MM. Delpech, Tanchou, Bennati et Colombat rapportent des exemples analogues. Comment oublier enfin que les passions douces, que les sentimens expansifs de l'àme, se reflètent avec fidélité sur la parole humaine, qu'ils entretiennent sa pureté et qu'ils en développent l'éclat. Cet homme est brillant de gaîté, le plaisir étincelle en ses yeux, le sourire épanouit ses lèvres, sa voix flexible et sonore parcourt avec volubilité les tons les plus variés de la joie. Pourquoi ces épanchemens qui en veulent à tout le monde ? Pourquoi ces transports retentissans ? Ce n'est rien, mon Dieu, moins que rien ! Il vient de gagner au jeu : il est heureux, le malheureux ! Il vient de recevoir le premier rendez-vous de sa maîtresse.....

ARTICLE IX.

Moyens hygiéniques de conserver la voix.

Il ne suffit pas que l'artiste dramatique ait reçu du ciel un organe flexible et flatteur, il importe qu'il fasse tous ses efforts pour le conserver. Sa réputation, sa fortune et sa gloire scénique en dépendent. Assez de causes ennemies viendront le lui disputer. Les maladies, l'âge, les chagrins, tenteront assez tôt de le lui ravir, pour qu'il prenne à tâche de le défendre contre eux par toutes les ressources qu'il pourra mettre en usage. Ces ressources, quoique bornées, ne sont cependant pas toujours infructueuses. Elles consistent d'abord à suivre fidèlement les conseils que nous avons indiqués jusqu'ici. Elles consistent ensuite à étudier ses rôles, plus souvent mentalement qu'à haute voix, à garder le silence le plus complet possible, soit chez soi, soit dans les coulisses et dans sa loge, le jour que l'on doit paraître sur la scène ; à éviter de parler ou de chanter au grand air, surtout lorsqu'on sort de parler ou de chanter dans un endroit plus resserré et plus chaud. Les faits qui témoignent des résultats de ce genre d'imprudence foisonnent dans la pratique civile. « Il y a, dit Ramazzini, des exemples de musiciens qui ont perdu la voix, en s'exposant à l'air humide et froid, et en chantant le soir en plein air ou sur les eaux. » Elles consistent tantôt à faire usage d'un corps albumineux, tel qu'un jaune d'œuf, qui, entraînant les muscosités qui peuvent se trouver à l'entrée du gosier, contribue à éclaircir la voix ; d'un corps gélatineux, tel que l'ichtyocholle, c'est-à-dire la colle de poisson, dont le mode d'action est à peu près semblable. Il est à l'égard des petits moyens dont on peut se servir, soit pour raviver la voix, soit pour en prévenir la perte momentanée, soit pour y remédier, des diversités sans nombre et qui n'ont presque toutes que des résultats passagers et individuels. Cependant en remontant aux causes présumées de ces différentes craintes ou de ces divers inconvéniens, peut-être nous sera-t-il permis d'établir quelques préceptes généraux à cet égard. Si l'on suppose que l'inconvénient, que l'on redoute ou dont on se plaint, dépende de quelques rapports acides, quelques pilules de magnésie calcinée seront alors extrêmement utiles : si l'on suppose qu'il soit dû à un défaut de ton de l'appareil vocal, quelques légères salaisons, telles que des huîtres avec leur eau, des anchois, etc., etc., peuvent avoir alors des résultats avantageux. Le café, un bouillon gras bien dégraissé et tiède, peuvent, dans un but à peu près analogue, être aussi passagèrement mis en usage. Cet inconvénient dépend-il d'une accumulation de mucosités dans le larynx, les bronches et l'arrière bouche, les préparations scillitiques, en favorisant l'expectoration, un léger purgatif, en procurant une dérivation sur les intestins, une liqueur chaude et excitante, en développant une abondante transpiration, sont capables de la faire disparaître ? Dépend-il de l'absence d'une sécrétion salivaire suffisante, on conçoit que l'action de fumer peut être momentanément utile ? Hors ces cas et ceux qui tiennent à une accumulation de mucosités, nous croyons qu'il est bon d'en proscrire à peu près l'emploi. Est-ce une extinction de voix menaçante, et qui soit produite par un air trop chaud et trop impur, une glace peut la prévenir, comme dans le cas opposé, une glace peut l'occasioner ? Est-ce un enrouement parfaitement établi ? Le recueillement, l'éloignement de l'air extérieur, s'il est froid, quelques boissons tièdes, quelques fumigations, soit simplement mucilagineuses, soit légèrement aromatiques, des gargarismes astringens, etc., enfin le repos pendant quelque jours, sont les moyens les plus efficaces. Quelquefois un acteur, emporté par son rôle, prodigue tellement sa voix qu'il est tout essoufflé et n'en peut mais, même avant d'avoir fourni sa carrière. Le jus d'une orange peut être un bien pour lui dans ce moment critique.

ARTICLE X.

Anecdote sur Garrick.

On cite à ce sujet une anecdote piquante de Garrick, la voici. Il faisait ses débuts sur un théâtre de province, en Angleterre, et jouait dans une pièce fort pathétique qu'il affectionnait. Jeune et bouillant d'ardeur, il se laissa entraîner par la fougue de son génie, et par la puissance de son imagination, facile à l'identifier avec le personnage qu'il représentait, à tel point qu'à peine arrivé à la fin du second acte, il manquait déjà de voix. Il sentit bientôt la défection de cet allié puissant, et commença à se troubler. Une dame, qui occupait une loge toute voisine de la scène, s'aperçut de son embarras et en comprit la cause. Soudain une orange fut épluchée et présentée au jeune acteur. Ranimé par cette action délicate, digne d'une femme, et sans doute aussi par le jus doux et bienfaisant de ce fruit savoureux, la voix de Garrick ressuscita avec plus d'éclat, et lui permit jusqu'au bout, de moissonner dans le champ des triomphes qu'il devait plus tard fertiliser lui-même avec tant de gloire.

ARTICLE XI.

Moyens artistiques de conserver la voix.

Mais le chemin le plus sûr qui mène au but auquel nous voulons atteindre maintenant, consiste principalement à chanter ou à déclamer du ton le plus naturel, proportionnellement aux dimensions de l'espace dans lequel on parle ou l'on chante, sans forcer irrégulièrement la voix ; à prendre convenablement ses respirations, soit longues, soit courtes, et à ne jamais oublier qu'on représente artistiquement un personnage qui ne doit être vu qu'à travers le prisme de l'art. Loin donc, bien loin de la vérité, du bon goût, des préceptes de l'hygiène, ces personnes, qui, dans l'ignorance où elles sont que la voix tend toujours à s'élever dans le discours, et à baisser dans le chant, estropient à chaque instant le bon sens et l'oreille, élèvent mal à propos leur voix, criaillent au lieu de parler, et s'imaginent, bonnes gens! que leurs vociférations leur tiendront lieu de naturel et de sentiment. L'organe de l'ouïe n'aime pas à être vivement froissé, d'accord en cela avec la passion qui suit, aussi elle, son échelle diatonique, sa gamme.

L'art de respirer à propos en déclamant ou en chantant, demande une habileté particulière, lorsque le morceau est de longue haleine. Quintilien recommandait à ses disciples de s'habituer graduellement à soutenir de longues périodes, afin de les débiter sans faire des efforts trop pénibles, ou sans reprendre la respiration au milieu d'une phrase ou d'une période. Nous pensons que pour parvenir à cette facilité dans le débit des périodes oratoires ou des longues tirades, il s'agit moins de faire une longue inspiration, avant de les attaquer, que de respirer à petites gorgées dans les divers points d'arrêt que le talent sait toujours trouver avec bonheur, même dans les tirades les plus longues et les plus chaleureuses. Dans la déclamation ces points d'arrêts sont d'abord indiqués par le sens, et sont modifiés ensuite par l'adresse de l'acteur. Dans le chant, l'artiste a les coudées moins franches, il doit plier sous le joug du compositeur. Son habileté consiste à profiter adroitement des repos et des soupirs en faveur de sa respiration, et à ne donner l'essor à tous ses moyens qu'en rendant son dernier couplet, ou son dernier cantilène. De cette manière l'effet qu'il peut produire parcourt une échelle ascendante, et la fatigue qu'il a pu éprouver a ordinairement le temps de se dissiper. L'hygiène ici, comme en beaucoup d'autres points, n'est qu'une conséquence des préceptes de l'art.

Mais se livrer aux débordemens de la voix, les plus grands en apparence, sans perdre un seul instant de vue la justesse des intonations : figurer les passions les plus désordonnées, sans dépouiller un seul instant sa raison : peindre aux yeux et aux oreilles les révolutions les

plus effrénées du cœur, sans oublier un seul
instant le frein qui doit guider la physionomie
et les gestes dans leur beauté artistique : tel
est l'inévitable moyen de conserver son organe, malgré les fatigues dont il semble la
victime, tel est le chef-d'œuvre du talent, telle
est la haute perfection que le génie lui-même
n'atteint guère qu'après avoir blanchi sous le
harnais, tel est enfin le sublime faîte ou Garrick et Talma étaient parvenus. Relativement
au dernier de ces grands hommes, nous tenons
de M. Michelot, sociétaire distingué du Théâ-
tre-Français, une anecdote curieuse, peu
connue, nous le présumons.

ARTICLE XII.

Anecdote sur Talma.

Talma devait jouer dans l'*Andromaque* de
Racine. L'acteur qui s'acquittait ordinairement du rôle de Pylade fait défaut. Talma
engage M. Michelot à prendre ce rôle. Celui-
ci s'en excuse, en disant qu'il ne l'a jamais
étudié d'une manière assez complète pour oser

le représenter en telle compagnie. Bah ! répondit Talma, apprenez toujours les paroles, je vous soufflerai le reste. La représentation venue, la pièce commencée, tout avait fort bien été jusqu'à la scène des fureurs d'Oreste où Pylade n'a presque plus rien à dire. Tout dépendait de son jeu muet, auquel il n'avait pas eu le loisir de se préparer. L'office de l'illustre souffleur commença alors. Regardez-moi comme ceci, disait tout bas Talma, mettez la jambe droite là, reculez-vous, avancez, pâlissez cette joue, montrez-vous maintenant attendri, paraissez bientôt effrayé. Et tout cela se passait, tous ces conseils se donnaient sur la scène, là, en présence de tout le monde, pendant que chacun tremblait, pâlissait, pendant que le front du grand acteur se hérissait, que sa figure devenait folle, que ses lèvres respiraient la rage, que ses yeux semblaient suer le sang, que tous ses membres claquaient et frissonnaient ; pendant que les spectateurs épouvantés, enthousiasmés, s'écriaient : comme il sent vivement ! il va mourir ! il est mort !!!

Puissance incommensurable du talent de l'expression ! sublime moquerie du machiniste
habile sur les marionnettes dont il tient le fil ! ! !

ARTICLE XIII.

*Moyens artistiques de réparer les désavantages d'une
voix désagréable.*

La nature avare de ses dons, les répand rarement avec profusion sur la même créature ;
prodigue rarement au même homme, avec
une impressionnabilité souple et variée,
l'heureux bienfait d'une voix harmonieuse.
Celui-ci sent vivement, exprime avec fidélité
les sentimens dont ses rôles sont empreints ;
mais l'acuité désagréable de son organe re-
pousse les hommages que son mérite attire-
rait. Celui-là possède une voix magnifique,
mais ne sait ni la manier, ni sentir : c'est une
statue animée qui sue encore son marbre.
A quels efforts ne doit donc pas se soumettre
l'homme qui sent en lui le feu divin, pour
assouplir sa voix et la rendre flatteuse, la
voix, ce talisman de l'artiste. Il y réussira

souvent à l'aide de soins persévérans, d'é-
tudes pénibles, de réflexions fécondes. Il
parviendra quelquefois à dompter cet organe
indocile, et souvent des bravos mérités le
dédommageront de ses nobles peines. Il doit
avant tout s'étudier à prononcer distinctement toutes les syllabes, à les cadencer d'une
manière toujours harmonique, à ne laisser
sortir le son qu'après l'avoir modifié heureusement dans sa bouche et dans ses fosses nasales, à attaquer préférablement les notes graves de sa voix, à se pénétrer toujours des
sentimens réels de son rôle afin de ne point
se travailler à en représenter de factices, à
réparer enfin par la vérité de son accentua-
tion expressive l'éclat qui lui manque. Ainsi
de nos jours madame Dorval, que la nature
n'a pas traitée en enfant gâté du côté de son
appareil vocal, sait pourtant faire oublier
parfois cette imperfection, à force de sensibilité et de pathétique. N'a-t-elle à dire que des
paroles indifférentes, sa voix vous frappe
pour vous laisser quelques regrets? S'anime-t-

elle d'une passion véhémente , vous ne pen-
sez plus à sa voix : c'est l'actrice seule que
vous voyez , ou plutôt elle disparaît , et vous
n'apercevez plus, vous ne sentez plus que
la passion elle-même tout énergique et toute
palpitante.

Ces travaux , ces sollicitudes ont réussi à
élever bien haut vers le temple des Muses des
talens que la médiocrité de leur voix paraissait devoir en chasser. C'est ainsi que Lekain
est devenu l'honneur de la scène française ,
malgré le peu de beauté de sa figure,
malgré la raucité première de sa voix. C'est
ainsi que M. Kéan s'est illustré dans sa patrie
en dépit de son organe sourd et peu flatteur :
c'est ainsi que M. Ponchard a naguère fait les
beaux jours du théâtre Feydeau , quoique le
ciel ne lui eût départi qu'un organe ingrat et
frêle. Courage et persévérance viennent à
bout de tout. Réunis ensemble à la même
tâche, ils sont capables de donner au savoir-
faire l'apparence du mérite, à la manie de
compiler les faux dehors du génie, et à la

voix la plus travaillée l'air de la voix la plus naturelle. Par eux mille ont déjà réussi ; par eux mille pourront réussir encore.

—

CHAPITRE I.

DE L'EXPRESSION DES PASSIONS.

ARTICLE I.

Préceptes généraux.

Les passions que l'homme éprouve réellement n'agissent pas toutes d'une manière analogue sur ses organes et sur sa santé. Selon leur nature et leur degré d'intensité, les résultats sont différens. Les unes activent doucement la circulation et les principales fonctions de l'économie, les autres les troublent et les pervertissent ; les unes ont un effet général, les autres s'adressent spécialement à telle fonction plutôt qu'à telle autre. Mais les passions, que l'artiste dramatique est chargé d'exprimer, ne doivent point être ressenties par lui, sous peine des plus graves mécomptes.

S'il s'avise d'être véritablement sous l'influence de l'émotion qu'il veut faire partager, il est perdu : l'art disparaît, il ne reste plus que l'homme. Son intelligence doit concevoir, sa volonté ordonner et ses organes obéir, voilà tout. Le trouble qu'il éprouvera doit se borner à des fatigues physiques et à des phénomènes physiologiques, dépendant des efforts plus ou moins énergiques que demande de lui *l'expression*. Mais tous les artistes ne parviennent pas avec la même facilité à cet anéantissement de l'individualité, duquel l'art s'élève et ressuscite, brillant et glorieux. Il en est qui ne sont point maîtres de l'impression qu'ils éprouvent : il en est d'autres qui forcent leurs moyens. Portons successivement le flambeau de l'examen, sur ces différens ordres de résultats. Pour analyser avec plus de facilité les effets relatifs des passions scéniques sur l'économie des artistes qui les expriment, nous diviserons ces passions en quatre classes : les passions douces, les passions gaies, les passions fortes et les passions tristes. Toutes agiront par les modifications résultant soit de leur expression, soit de l'impression qu'elles peuvent exercer sur l'artiste.

ARTICLE II.

Passions agissant par les mouvemens fonctionnels que détermine leur expression.

1° Passions douces.

L'expression des ces passions n'exige en général ni de grands efforts de voix, ni des gestes fatigans, ni une physionomie mobile et agitée : les acteurs qui les représentent doivent parler sans efforts et sans travail apparent ; la grâce et le bon ton sont en général leur premier mérite. S'ils ont parfois des mouvemens un peu plus vifs, des tirades un peu plus passionnées à faire valoir, ce surcroît d'animation, n'ayant ordinairement rapport qu'à des sentimens bienveillans et doux tels que l'amour, la pitié, etc., ne dérange nullement le jeu de leurs organes et n'en trouble point l'harmonie. Une légère émotion, une faible augmentation dans l'activité de la circulation sont à peu près les seuls effets qu'ils en ressentent. Aussi Britannicus et Junie, Monime et Xiphares, Hippolyte et Aricie ne sont pas des rôles pénibles à remplir. Ainsi le personnage du comte Ory ne réclame pas un jeu fatigant. Ainsi une déclaration d'amour faite même avec la chaleur accoutumée de M. Firmin, ne laissera pas dans l'économie de cet excellent acteur un trouble durable : quelques instans lui suffiront pour se remettre.

2° Passions gaies.

Rien ne prouve mieux l'indépendance dans laquelle se trouve la puissance d'expression relativement à la capacité d'impression, que la remarque suivante que tous les observateurs ont généralement faite : c'est qu'il existe souvent une disparate sensible entre le caractère de l'acteur comique et le genre de son talent. A la scène, sa figure s'anime, s'épanouit, il est de belle humeur, il s'agite, il danse, il met tout en train : chez lui, il est souvent morose, ta citurne, quelquefois hypocondriaque, mauvais coucheur, plutôt prêt à gronder qu'à dire un bon mot. Tout le monde connaît l'anecdote suivante de l'acteur Dominique. Plein de gaîté au théâtre, il était pourtant rongé de mélancolie. Consultant un jour son médecin qui ne connaissait pas son nom d'acteur, celui-ci lui conseille, pour hâter sa guérison, d'aller voir Dominique. « Hélas ! répondit le patient, je suis le seul homme que Dominique ne peut pas guérir, car c'est moi qui suis Dominique. » Cet étrange contraste dépend-il du caractère primitif des acteurs comiques ? Alors pourquoi choisiraient-ils un genre qui devrait leur être pénible ? Dépend-il d'une réaction morale, inévitable après de longs efforts dans une direction donnée ? Pourquoi alors les artistes qui jouent ordinairement des rôles sérieux ou tragiques ne seraient-ils pas chez eux d'une extrême gaîté ? Est-il principalement l'effet de la forte contention d'esprit que l'artiste doit déployer dans la conception et dans l'exécutio de son rôle ? Nous nous rangerons plus

volontiers à ce dernier avis , ayant cru remarquer que ce contraste ne se manifestait pas avec
autant de force chez les acteurs comiques
médiocres. Quoi qu'il en soit de toutes ces
conjectures, il résulte de ce que nous venons
de dire que l'expression des idées et des sentimens familiers aux acteurs comiques ne peut
guère avoir sur eux qu'un effet momentané
et physique. Cet effet doit être favorable.
Ainsi, qu'importe que Scapin , en rentrant
chez lui, soit taciturne et grondeur, qu'il que-
relle sa femme, fasse crier son chien et donne
le fouet à son petit garçon; l'exercice qu'il
vient de prendre sur la scène, le mouvement
qu'il vient de s'y donner ne lui en a pas moins
été utile , du moins passagèrement. A quoi
bon de nous informer si Dorine ou si Suzanne , en regagnant sa loge , lance un
regard jaloux à une rivale , gourmande sa
camériste, ou envoie promener le directeur?
Elles ont, l'une et l'autre, long-temps parlé,
quelquefois avec feu ; elles se sont animées,
pour plaire au public, et par conséquent une

activité passagère a été légèrement imprimée à toute leur économie : ce résultat suffit ; il n'est ni grand, ni durable, mais il est heureux. Ainsi donc, en résumé, les passions gaies, les sentimens comiques ont au moins, pour effet, d'exciter modérément l'individu qui s'en rend l'interprète.

3° Passions tristes.

Comme les caractères que représentent les artistes dramatiques varient à l'infini, il suit que l'expression des passions tristes n'a, en général, d'importance pour leur économie qu'autant que ces passions tristes sont en même temps fougueuses. Dans ce dernier cas, c'est la force de la passion et non sa tristesse qui en change les effets. Ainsi quelle différence entre Andromaque et Hamlet !

4° Passions fortes.

Celles-ci remuent toujours avec plus ou moins de force l'homme de talent chargé de les exprimer. Les contractions de la physionomie, les élans de la voix, la vérité des attitudes, les commotions électriques qu'il faut communiquer au spectateur, les passions dont il faut l'animer, les pleurs qu'il faut lui tirer, toutes ces nécessités réclament quelquefois de l'artiste les émotions les plus pénibles, et les efforts les plus fatigans. Ses poumons se lassent, sa trachée se dessèche, son cœur palpite avec énergie comme si le sang était près de le briser, son cerveau s'échauffe, ses yeux rougissent et le brûlent, sa peau s'inonde de sueur, et ses membres frémissent. Quelquefois ces résultats acquièrent une gravité funeste. Il peut survenir une hémorragie mortelle par la rupture d'un vaisseau sanguin ; la mort subite, peut alors être le résultat d'une trop vive émotion du système nerveux. On dit que le cœur de Talma était atteint d'anévrisme. On rapporte que Lekain fut pris d'une fièvre mortelle à la suite d'une représentation de *Vendôme*, dans laquelle il s'était surpassé lui-même ; mais on ne tient pas compte des excès qu'il fit après cette représentation. Montfleury expira, dit-on, à la représentation violente du rôle d'Oreste, dans *Andro-*

maque de **Racine**; mais on ne rappelle pas que Montfleury, auteur spirituel, ignorait son art comme acteur, et forçait ordinairement son jeu et ses moyens. L'acteur anglais Boud, joua, dans la pièce anglaise de *Zaïre*, le rôle de Lusignan avec tant de vivacité, que lorsque Zaïre adressa la parole au vieillard assis dans le fauteuil, il était mort et sans le moindre mouvement. Tels sont les cas funestes, heureusement très rares. Ils ne sont point précisément en raison de la difficulté des rôles ou de la hauteur du talent. Ils semblent exiger, pour qu'ils aient lieu, une certaine faiblesse des organes, ou certaines prédispositions vitales. En effet, Garrick qui certainement a porté l'expression tragique plus loin qu'aucun autre acteur, et qui jouait communément les rôles les plus pénibles de la scène de l'Europe où les passions violentes et perturbatrices sont exprimées avec le plus de hardiesse; Garrick n'a succombé ni à une hémorragie cérébrale, ni à une hémorragie pulmonaire, ni à une commotion nerveuse : il est mort d'une suppuration des reins, lésion organique qui n'a point de rapport de causalité avec le genre de sa profession et de son talent.

Si la mort est parvenue à briser prématurément la constitution vigoureuse de notre Talma, c'est peut-être qu'il ne s'est pas, du moins pour sa vie mortelle, assez défié de sa gloire scénique, et que noblement séduit par cette sublime maîtresse, il a trop prodigué des forces précieuses à obtenir et à conserver ses faveurs, d'autant plus désirables et plus irritantes qu'elles sont plus volages, plus délicates, qu'un rien les menace, qu'une ombre fait peur pour elles, qu'un souffle les effeuille, et que cette gloire elle-même , peu durable comme les parfums du printemps , n'a dans l'année qu'une saison pour embaumer l'espace. Fugitive comme eux , elle ne laisse bientôt après qu'un souvenir oublié vite de ceux-ci, méconnu de ceux-là, confus pour le grand nombre qui ne sachant point en apprécier toute la suavité, demande indistinctement à d'autres parfums de nouvelles jouissances et de nouveaux souvenirs, aussi éphémères et payés d'autant d'ingratitude que les premiers. Le génie devine ces tristes retours, il s'en inquiète, et croit pouvoir, en multipliant son étendue, multiplier aussi ses droits à la mémoire des hommes : rien ne lui coûte ; il brave les fatigues et les veilles, il se montre partout, se communique à tous, il se sature, pour ainsi dire, de la foule saturée aussi de lui, mais cette activité continuelle use son énergie, diminue ses forces ; il perd souvent en santé ce qu'il gagne en renommée : celle-ci grandit. celle-là décline ; son existence mortelle fuit souvent à mesure qu'il acquiert celle qui est devenue l'unique objet de son ambition. Plus cette dernière approche, plus il s'empresse, sans le savoir, d'aller à sa rencontre : il se hâte ; il s'efforce, il achève de s'épuiser en lui offrant la bien-venue. Qui nous dira ce qu'un instant aussi auguste renferme de douleurs ou de joies, comprend d'espérances ou de tendres craintes pour l'âme du grand artiste dramatique, errante déjà sur ses lèvres? Les tré-

sors qu'il laisse, c'est un nom. Ses héritiers!
ils ne sont point de sa famille. Les archives de
sa gloire ! c'est la mémoire de quelques hommes , oublieuse et ingrate. Ses titres à l'immortalité, ils ne sont écrits nulle part ; aucune
vérification n'est possible; on peut avec impunité violer les clauses d'un testament dont
la loi du sort ne reconnaît point la validité. La
vie était tout pour lui; passé, avenir peut-être,
tout se réunissait pour lui dans les triomphes
rapides du temps qui n'est plus. C'est là
ce qui cause sa peine , c'est là ce qui doit
mêler d'amertumes inouïes ses derniers adieux
à l'existence. Ces angoisses d'un départ peut-
être sans espoir de retour, qui osera les dé-
crire? Cette inquiétude suprême du génie s'é-
lançant à contre-cœur dans une immortalité
qu'il désire et dont il doute, qui pourra jamais
l'imaginer?

Mais les génies sont rares : l'ardente ambition qui les porte à compter leurs années par
leurs conquêtes sur la renommée et non par
le nombre de jours qu'ils ont vécu, est moin-

commune encore. Au-dessous d'eux s'échelonnent communément des hommes de mérite
et des hommes obscurs dont les chances d'existence varient selon des circonstances difficiles
à analyser. L'art dramatique en particulier
n'est nullement hostile à ceux qui l'exercent.

Ne voyons-nous pas tous les jours les acteurs distingués qui ont quitté le théâtre ou
qui y sont encore attachés, parcourir une très
longue carrière ? N'en a-t-il pas été à peu près
de même pour ceux des siècles précédens ?
L'âge moyen auxquels sont parvenus les principaux acteurs de l'ancienne école anglaise,
au nombre de vingt-et-un, est de 79 ans. Le
nombre d'années qui se sont écoulées depuis
le début des trente-quatre principaux acteurs
anglais, existant encore à l'époque actuelle,
s'élève à trente-deux : leur âge moyen doit
approcher de la cinquantaine. Ces résultats curieux sont empruntés à la *Revue Britannique*.
Ils n'ont rien qui doive surprendre et s'accordent parfaitement avec les prévisions de l'hygiène. En effet, les artistes dramatiques que leur

talent fait remarquer, savent en général se posséder beaucoup mieux que les autres, et produire par conséquent plus d'effet avec moins
de fatigue; ils jouissent en outre d'une aisance
qui leur permet de choisir convenablement
leurs alimens, leurs vêtemens et leurs demeures; ils sont aussi en général plus rebelles à
leurs passions qui les égareraient. Il est donc
de toute justice que de ces conditions heureuses naisse pour eux une santé plus robuste.
Il nous sera donc permis de conclure dès ce
moment, quoique toutes les pièces du procès
n'aient pas encore été exposées par nous, que
l'expression des passions fortes n'est pas accompagnée de dangers inévitables pour l'acteur intelligent, et que les passions véritables
lui nuisent plus communément que les passions scéniques.

ARTICLE III.

*Passions agissant par l'impression qu'elles opèrent
sur l'artiste.*

De quelque nature que soient les passions
que l'artiste doit exprimer, elles peuvent en

vertu d'une impressionnabilité exagérée ou pervertie, agir sur lui comme si elles existaient réellement : elles peuvent encore lui rappeler vivement certains faits de sa vie propre et dont le souvenir lui plaît ou l'attriste. Les artistes qui ne font que d'entrer dans la carrière du théâtre et qui sont animés de quelque talent, sont sujets en général à être impressionnés trop vivement par les rôles dont ils sont chargés. Cette émotion insolite leur enlève leurs moyens qu'ils ne recouvrent qu'après avoir appris à se posséder. Il est d'autres personnes qui, eussent-elles vingt ans d'inscription au théâtre, ne peuvent jamais parvenir à exprimer convenablement : elles sont toujours en-deçà ou au-delà de l'expression ; elles s'agitent, s'usent et se fourvoient. Quelquefois un mot, une phrase, se présentant dans un rôle, réveille mille idées douces ou fâcheuses qui ne sont pas sans influence sur l'impressionnabilité de l'artiste et sur son jeu. Les exemples se présenteraient en foule. Nous en choisirons un seul : c'est celui de l'acteur anglais Palmer. Cet excellent homme regrettait depuis long-temps son épouse et la perte d'un fils chéri. En jouant Misanthropie et Repentir, il tomba tout à coup mort quand il fallut répondre au major à la question que lui fait celui-ci sur la santé de ses enfans : tant cette question avait réveillé en lui de déchirans souvenirs; tant son âme, à regret captive, n'attendait plus que le moindre souffle pour s'envoler vers les êtres bien-aimés qu'il avait perdus !

ARTICLE IV.

Préceptes hygiéniques relatifs aux résultats plus ou moins fâcheux de l'expression des passions.

Nous avons déjà fait observer que l'habitude amortit en général la violence de ces résultats. Le temps et l'étude approfondie des ressources de l'art contribuent aussi considérablement à en prévenir les dangers. Ce sont et l'étude et le temps qui enseignent comment on peut produire beaucoup d'effet en ménageant néanmoins ses moyens, comment on peut se faire entendre aux extrémités d'une salle de

dimensions ordinaires, sans se fatiguer outre
mesure; comment il est possible de modifier
le masque de sa physionomie, les inflexions et
et les intonation de sa voix, les contractions
de ses muscles, sans demeurer après ni essoufflé, ni harassé. Que si le temps et l'étude
ont trouvé un artiste rebelle à leur enseignement, soit par défaut d'intelligence, soit par
impossibilité physique ou morale, il doit, ou
bien renoncer à la scène, ou bien n'aborder
que rarement les rôles dans lesquels il ne peut
se maîtriser, ou bien observer attentivement
le genre d'inconvénient qu'il en éprouve, pour
les prévenir si c'est possible, ou pour y remédier, s'il en est encore temps. Ces deux
derniers points de vue réclament un instant
d'examen. Supposons qu'après avoir joué certain rôle, un artiste remarque qu'il lui est resté
une migraine affreuse, ou bien des palpita-
tions opiniâtres, ou bien une toux fatigante,
un enrouement; il devra d'abord se faire traiter pour celle de ces affections dont il sera
atteint. Il devra ensuite prendre quelques

jours de repos, et choisir pour la représentation prochaine celui de ses rôles qui se trouve
le plus opposé au rôle qui l'a indisposé ou
rendu malade. Ce n'est pas tout : supposons
encore que l'artiste ait remarqué qu'en jouant
tel rôle, il éprouve telle affection plutôt que
telle autre, et qu'il ait en même temps observé
qu'elle correspond chez lui soit avec une digestion interrompue, soit avec des intestins
resserrés et une langue blanche et sale, soit
avec un état de pléthore trop considérable,
soit avec des fatigues morales ou physiques,
soit avec une sensibilité nerveuse très pro-
noncée, etc., il doit avant tout mettre à profit
les remarques qu'il a faites et user d'un traitement préservatif approprié. Dans le premier cas, il mangera moins et mettra plus
d'intervalle entre son repas et l'heure de la
représentation, le jour qu'il devra jouer :
dans le second cas, un purgatif approprié à la
sensibilité de ses intestins pourra lui être
utile : dans le troisième cas, une nourriture
moindre, un exercice modéré, des bains à une

température convenable, de légères évacuations sanguines locales ou générales ne seront pas sans avantage : dans le quatrième cas, l'éloignement des causes morales fâcheuses et l'abstinence des énervans physiques sont impérieusement indiqués : enfin, dans le cinquième cas, on pourrait ajouter aux moyens précédens, une médication anti-spasmodique, le tout avec prudence et mesure. On conçoit que nous ne pouvons prévoir ici tous les faits minutieux qui peuvent se présenter. Nous n'avons dû arrêter l'attention de l'artiste que sur les groupes principaux.

ARTICLE V.

Préceptes hygiéniques relatifs aux résultats de l'impression que peuvent faire les passions sur les artistes dramatiques qui les expriment.

Que cette impression soit facilitée par des circonstances inhérentes à l'organisation de la représentation, ou bien qu'elle le soit par des souvenirs subitement réveillés, les préceptes se bornent à trois, très simples à indiquer et plus difficiles à suivre. Eviter les rôles qui rppellent des idées désagréables et rechercher ceux qui ont un effet contraire : l'impression une fois produite, y remédier s'il est possible, selon la nature de ses résultats : s'il est impossible de l'éviter, tâcher d'en prévenir les effets en se guidant d'après les observations qu'on a pu faire sur ces mêmes effets antérieurement éprouvés. Les développemens de ces trois préceptes rentrent complètement dans ce que nous avons indiqué plus haut : ce serait nous livrer à des répétitions oiseuses que de les exposer de nouveau.

Ainsi donc, les efforts d'intelligence et d'imagination auxquels se livre l'artiste dramatique dans la conception et dans l'expression de ses rôles influent, en général, beaucoup plus sur l'harmonie et le jeu de ses fonctions et de ses organes que l'impression qu'il doit éprouver des passions ou des sentimens contenus dans ces mêmes rôles : ainsi donc, parmi les passions, celles qu'il est permis d'appeler douces se bornent à une action légèrement animée sur l'économie de l'artiste qui les rend comme s'il les ressentait ; les passions gaies ont, le plus souvent, des effets analogues ; les passions tristes ont des résultats à peu près nuls ; les passions fortes, troublent pour un temps plus ou moins long et avec plus ou moins de violence l'organisme de l'artiste distingué qui en est l'interprète, selon plusieurs conditions de prédispositions, soit continuelles, soit passagères, toujours délicates et difficiles à apprécier. Ainsi donc, en définitive, la sollicitude la plus grande et l'attention la plus fine doivent présider, chez l'artiste dramatique, à l'examen qu'il doit faire des effet que l'expression et l'impression des passions scéniques opèrent sur son économie, et des coïncidences qui se rencontrent entre ces mêmes effets et les états divers de son organisme dans les mêmes momens. C'est en ayant égard à toutes ces recherches scrupuleuses, c'est en suivant la plupart de ces conseils, sans les exagérer toutefois, qu'il passera à peu près sain et sauf au milieu de toutes les agitations et de toutes

les convulsions, le plus souvent factices, quelquefois réelles, que ses rôles lui imposent
tour à tour. Choyé, chéri du public, si son
organisation et son intelligence lui prodiguent
les avantages capables de plaire ; oublié, si
l'une d'elles lui fait faute ; honni, si toutes les
deux lui manquent à la fois.

CHAPITRE II.

DE L'ÉMOTION.

ARTICLE Ier.

Des différentes sortes d'émotion.

L'impression que l'artiste peut éprouver, en rendant certains rôles, les fatigues intellec‑tuelles et physiques qui sont souvent chez lui le résultat d'une expression sentie et énergi‑que, agissent peut-être moins désagréable‑ment sur son économie que l'émotion à la‑quelle il est sans cesse soumis. Qu'il repré‑sente les personnages qu'il a cent fois repré‑sentés, qu'il aborde un rôle nouveau, qu'il joue une pièce nouvelle; l'émotion est là, compagne assidue, ne le quittant point, et pendant qu'il étudie son rôle, et le jour qu'il doit paraître sur la scène, et durant le mortel signal qui provoque le lever du rideau. L'é‑motion se fait sentir, en général, à tout ac‑teur, doué d'un peu de mérite et d'amour pro‑

pre, à des degrés plus ou moins variables, selon sa constitution et son habitude de la scène.

Il y a des personnes qui sont dans l'impossibilité la plus complète de se posséder, sitôt qu'elles sont en présence de ce redoutable public. Tous leurs moyens les abandonnent; elles restent paralysées; elles pleureraient presque; elles donneraient tout au monde pour qu'une baguette magique les fît disparaître de tous ces regards qui se confondent avidement sur elles. Entendez-les aux répétions? elles sont pleines d'aplomb; leurs facultés sont parfaites; leurs camarades même en sont désolés. Voyez-les le soir à la représentation? La métamorphose est complète. Ce ne sont plus les mêmes talens, ce ne sont plus les mêmes acteurs. En vain pensent-elles que le lendemain elles seront plus aguerries? Le lendemain se lève, la représentation commence; nouvel essai, nouvelle émotion indéracinable; le même spectre leur apparaît; leur voix, leur imagination, leur mémoire, leur physionomie, leurs gestes, demeurent perclus comme au premier jour. Ces personnes doivent renoncer au théâtre : elles n'y pourront jamais réussir. Il est une autre sorte d'émotion qui dépend, non plus de l'inhabitude ou de l'impossibilité de soutenir de sang froid les regards et la critique des spectateurs, mais bien de la crainte de ne pas mériter, comme à l'ordinaire, leurs suffrages. Cette noble inquiétude n'est ordinairement le partage que des artistes distingués, qui ont ensemble et leur réputation et leur fortune à conserver, et à augmenter. Quel est l'homme, en effet, quelque talent qu'il possède, qui soit toujours prêt, à tel jour, à telle heure, à émouvoir le public, à le faire rire à gorge déployée, à l'amuser par des sarcasmes ou à l'exciter par des peintures expressives ? n'a-t-il pas aussi lui son individualité qui peut fort bien ne pas s'accommoder momentanément de l'individualité factice qu'il doit revêtir ? D'ailleurs est-il toujours sûr de sa mémoire ? ne peut-il pas craindre que sa voix ne lui fasse défaut ? S'il vient à

broncher, le public qui change tous les soirs,
lui saura-t-il gré du mérite qu'il a montré ailleurs? ne se retirera-t-on pas du spectacle
avec une mauvaise idée de son talent? cette
opinion n'est-elle pas capable de lui faire du
tort? sa réputation ternie, que deviendra
l'éxistence honorable qu'elle lui procurait? que
deviendront ses besoins à satisfaire, sa maison à tenir, sa famille à élever? Voilà quelles
sont les inquiétudes qui le tourmentent continuellement; voilà les craintes qui, l'accom-
pagnant toujours, l'aiguillonnent, l'assiègent,
l'irritent et le consument! Ces sujets d'irritation se répètent tous les soirs; tous les soirs,
il est plus ou moins en proie aux mêmes
anxiétés, aux mêmes angoisses. Doit-il aborder
un rôle nouveau, quelle agitation n'éprouve-
t-il pas, avec quelle ardeur ne désire-t-il
pas que la représentation soit déja venue
et passée? Joue t-il dans une nouvelle pièce,
ses sollicitudes recommencent. Réussira-t-
elle ou non? si elle ne reussit pas, qu'elle
honte peut-être pour lui! On attribuera peut-

être à son défaut de talent la chute de l'ouvrage; ou bien on ne fera pas convenablement sa part au démérite de la pièce, et l'on
confondra dans la même réprobation et les
personnages et ceux qui les représentaient ! Des
gens malveillans s'armeront de ce revers pour
le dénigrer. Si la pièce réussit, sa joie, quelque grande qu'elle soit, n'égalera jamais
les inquiétudes qui auront dû la précéder.
Ainsi toujours vacillant entre la crainte et l'espérance, ainsi toujours tourmenté de terreurs
souvent imaginaires; toujours en butte au goût
capricieux du public, comme l'onde, au souffle incertain de la brise; toujours à la piste
des moyens capables d'arracher les applaudissemens des spectateurs; toujours l'œil au guet
sur les plus légères imperfections qui peuvent
le compromettre dans l'opinion publique,
l'artiste n'a ni paix ni repos. Son front se sil-
lonne quelquefois avant l'âge, ses cheveux
tombent ou blanchissent, son corps se courbe.
Ces rides prématurées, cette tête chauve ou
neigeuse, ce corps brisé, on les attribue à l'in-

conduite, aux passions désordonnées, tandis qu'ils ne sont assez souvent rien autre chose que l'effet presque inévitable d'une émotion éternelle de tous les jours, de toutes les heures, de tous les instans. Son système nerveux s'exaspère ; il devient irritable à la moindre cause. De là cette irrégularité d'humeur, ces sensations bizarres, ces manies singulières ; de là ces désordres nerveux fantasques, capricieux, qui compliquent presque toutes les maladies dont les artistes dramatiques sont affligés, et qu'il importe de poursuivre à outrance, quelques formes qu'elles revêtent, sous quelques symptômes insidieux qu'elles se soient cachées.

Il est en outre plusieurs sortes d'émotions, secondaires à celles que nous venons d'examiner, qui paralysent aussi parfois les moyens de l'artiste. Celles-là sont inhérentes à la représentation elle-même. Tantôt c'est la présence, dans la même scène, d'un autre artiste, que l'on chérit ou que l'on déteste. Ces sentimens réels nuisent plus fréquemment au talent de

l'acteur, qu'ils ne servent à l'augmen ter. L'indifférence est ici la sauve-garde du mérite. On
ne doit point penser aux personnes, mais aux
personnages. Tantôt c'est l'étonnement ou
l'admiration que vous fait éprouver le talent
colossal de l'artiste qui figure avec vous dans
la même scène; vous restez ébahi, vous écou-
tez, vous jouissez, sans songer que vous n'êtes
point là pour éprouver de telles impressions.
Votre réponse arrive, vous n'y êtes plus et
vous balbutiez. Tantôt enfin, c'est le plaisir
d'entendre d'harmonieux applaudissemens
qui vous sont adressés : votre cœur tressaille,
vos entrailles frémissent de joie, vous éprou-
vez un mélange ravissant de tout ce que l'a-
mour propre peut se dire de flatteur, dans
l'étendue incommensurable de quelques se-
condes d'un bonheur parfait; vous triomphez,
mais en même temps votre voix s'émeut, devient incertaine, votre mémoire se trouble,
vous perdez presque le fil de vos intentions
d ramatiques, et peu s'en faut que vous n'ap-
preniez vous même combien la roche Tar-
péienne est voisine du Capitole.

Évitez donc, s'il est possible, cette nouvelle série d'impressions qui vous distraient et compromettent vos succès.

ARTICLE III.

Professions sujettes à l'émotion.

Les artistes ne sont pas les seuls qui soient sujets à l'émotion qui nous occupe en ce moment. Tout homme qui s'exprime périodiquement devant un public, juge en dernier ressort de sa réputation et conséquemment de sa fortune, se trouve dans une position analogue. Les avocats n'en sont pas plus exemptés sur leur banc que les professeurs dans leur chaire, que l'orateur politique à la tribune, que l'orateur sacré au prône; avec cette différence, au désavantage des artistes, qu'ils ont en outre à redouter la manifestation grossière et subite de l'improbation qu'ils peuvent encourir. Cicéron qui certes ne manquait ni d'habitude de la parole, ni d'antécédens rassurans, ni de la bienveillance de ses auditeurs, ne montait pourtant jamais à la tribune sans que son cœur ne palpitât de crainte et d'anxiété. Quel est le professeur qui ne soit, au commencement de sa leçon, plus timide et plus ému, que lorsque s'animant insensiblement, il parvient enfin à oublier son auditoire? Voyez là-bas, dans ces coulisses, ce poète effaré. On représente une pièce nouvelle; il en est l'auteur. Il est froid comme un marbre; il n'a presque plus ni pouls ni voix; sa joue est pâle; sa démarche est chancelante; il est dans le frisson de la fièvre; ses regards éperdus s'adressent pitoyablement à chaque acteur qui passe auprès de lui; il se cramponne aux coulisses; il écoute, il frémit, ses dents claquent, ses genoux faiblissent; il est près de s'évanouir; on dirait un condamné à mort qui attend l'exécution de son arrêt. C'est pourtant un homme honorablement connu dans la littérature dramatique. Il a déjà donné plusieurs ouvrages estimés du public. Il lui est impossible néanmoins de modérer l'émotion qui le bouleverse à chaque nouvelle chance à laquelle il s'expose. Ses succès antérieurs n'augmentent en rien sa confiance en lui-même ; ses victoires ne l'ont point aguerri ; il est aussi pusillanime qu'à sa première affaire. Voyez cet autre non moins ému , quoique évitant de le paraître. Il s'enferme dans sa loge , ne parle à personne, ne s'informe nullement de sa pièce. Cependant la tête appuyée sur ses deux mains, il écoute du mieux qu'il peut, il frémit, il tressaille, il est dans une angoisse inexprimable. Vient-on l'avertir du résultat de la représentation ; on le trouve presque immobile et froid de surprise et de peur. Celui-là enfin , ne veut point se montrer au théâtre , ne veut point entrer dans les coulisses ; ce sont des lieux qu'il déteste pendant que sa réputation s'y décide. Il reste dans la rue ; il se promène incertain de boutique en boutique, regardant sans voir, passant d'une devanture à une autre , sans avoir conscience ni de ses pas, ni de ceux qui le coudoient, qui le heurtent, ni des intempéries de l'air qui le maltraitent. Il ne voit rien , il ne sent rien ; son attention est ailleurs occupée. Le moindre bruit, qui d'aventure a lieu auprès de lui, retentit étrangement dans son imagination, et lui semble un écho lointain et affaibli du tumulte qui se passe à son ouvrage. Enfin le spectacle finit, la multitude s'écoule ; il s'y faufile et la croise, afin de saisir au passage quelques éloges sincères qui mettent fin à son supplice. Est-ce la première épreuve de ce genre qu'il ait subie? Non, c'est peut-être la dixième.

ARTICLE III.

Divers effets de l'émotion.

L'émotion s'en prend d'abord à la voix ; il est quelquefois impossible de proférer le moindre son ; il y a aphonie complète. Quelquefois les sons se montrent incohérens et bizarres ; il est impossible de prononcer dans le ton qu'on voudrait : quelquefois encore, la voix éprouve pour toute modification une diminution d'énergie qui l'empêche de vibrer convenablement : quelquefois enfin, la salive se tarit, la langue, le palais et le gosier se dessèchent; plus de sonoréité, plus d'étendue, plus de portée dans la voix; l'organe fait défaut.

Elle s'en prend ensuite à la mémoire. Celle-ci s'échappe et fuit; dès qu'elle a bronché une fois, elle va de chute en chute; le public s'impatiente; chaque improbation redouble l'embarras de l'artiste, et il est forcé de se retirer honteux et confus.

L'émotion agit ensuite sur le jeu de l'acteur. Il ne sait plus qu'elle position prendre sur la scène; sa marche n'est plus réglée, ses mains l'embarrassent, ses gestes n'ont rien de certain ni d'harmonique; sa physionomie troublée n'est point en rapport avec son rôle, ses intonations ne sont point sûres, ses intentions ne sont point marquées; il fait peine à voir. On conçoit qu'il mérite quelque indulgence, on la lui accorde de guerre las; mais, était-on venu pour cela?

(299)

Mauvais présage d'une absence complète d'émotion
au début de l'artiste.

S'il est fâcheux pour l'artiste qu'il soit affligé d'une émotion qu'il ne puisse maîtriser, qui le poursuive sur la scène et paralyse ses moyens, il ne l'est peut-être pas moins pour son avenir dramatique, qu'il soit complètement insensible et à l'aspect du public, et à la crainte de sa critique. Cette absence, en pareil cas, d'une émotion légitime et pardonnable, témoigne d'une sécheresse d'esprit qui ne présage point de glorieux succès. Celui qui, lors de ses premiers essais au théâtre, ne comprend point toutes les difficultés de son art et n'en a point quelque peu tremblé, ne peut être qu'un enfant plus ou moins bien dressé par un maître habile, ou bien un artiste sans capacité et sans espérance. L'intelligence leur manque. Sans elle, il n'est point au théâtre de renommée durable.

ARTICLE V.

Moyens artistiques de diminuer l'émotion.

Il n'était pas présumable que les artistes dramatiques, sans cesse exposés à l'influence paralysante de cette émotion, fussent restés oisifs, sans chercher à lui opposer des moyens puissans. Chacun a mis en usage ceux qui lui ont semblé les meilleurs. Celui-ci attribue au café une légère vertu excitante qui le ravive et lui donne du cœur. Celui-là accorde aux liqueurs alcooliques cette merveilleuse propriété, et pense que doucement animé par leur vapeur active, il est plus capable de braver et les regards attérans de la foule, et la crainte du mécontentement des spectateurs. Un troisième, enfin, prétend qu'il ne se sent jamais plus d'aplomb qu'au sortir d'un bon repas auquel il a fait honneur. D'un autre côté nous connaissons des acteurs distingués qui se gardent bien d'exciter leur cerveau le jour qu'ils doivent paraître en scène. D'où vient cette différence? Est-elle un simple préjugé? tient-elle à des observations précises que chacun a faites sur soi-même? Les uns ont-ils tort? les autres ont-ils raison?

Comme la moindre influence des boissons alcooliques sur le cerveau tend à affaiblir la mémoire, à débaucher l'imagination, à diminuer l'énergie de la volonté sur les organes qui lui sont soumis, nous pensons que tout artiste qui a besoin pour les rôles qu'il joue d'une mémoire imperturbable, d'une imagination réglée, d'une volonté précise qu'il dirige à son gré, doit éviter les plus légères excitations qu'on se procure à l'aide des liqueurs fortes. Les meilleurs antidotes contre l'émotion seront pour lui la possession parfaite de son rôle, l'amour de son art et l'habitude de la scène. Quant aux artistes qui s'exercent dans des emplois moins sérieux, qui s'adonnent à des genres dramatiques exigeant moins de qualités précises, constantes et solides, nous concevons qu'ils puissent parfois se bien trouver d'une excitation factice, passagère dans ses effets. Mais ce subterfuge a cet immense défaut qu'il s'épuise par l'habitude , qu'il entretient le système nerveux dans une exaltation forcée qui use et affaiblit l'économie toute entière. La privation du café est pénible pour les personnes qui font un usage habituel de cette liqueur. Dans ce cas on comprend qu'elle doive être utile. Une personne qui n'y serait pas accoutumée, ferait bien de s'en passer et de puiser en des sources plus certaines le sang froid et l'aplomb qui lui sont nécessaires. Que dirait-on d'un poète ou d'un musicien qui ne saurait composer qu'à la faveur d'un surcroît de vieux rhum ou de café noir? L'artiste dont le cerveau ne s'exalte point, par cela seul qu'il veut que ce cerveau s'exalte, fera difficilement un bon comédien. Il est nécessaire que son imagination soit comme était la physionomie de Garrick, variable et changeante à volonté, sans l'aide d'aucune excitation étrangère. Un peu de vin ne fera pas ce que de bonnes études dramatiques n'ont pu faire.

ARTICLE IV.

Moyens hygiéniques et thérapeutiques de remédier aux effets de l'émotion.

La meilleure sauve-garde contre les résultats de l'émotion, lorsqu'il a été impossible, par les moyens ci-dessus indiqués, de se garantir de son influence, c'est l'habitude acquise et observée de respirer tranquillement et à petites gorgées. Dès qu'on a accoutumé ses muscles respirateurs et ses poumons à certain rhythme dans leur mouvement, ils le conservent malgré l'ébranlement nerveux qui tend à le détruire. Même, l'accélération de la circulation qui est ordinairement un effet de l'émotion trouvant bientôt un obstacle dans le jeu à peu près pacifique de la respiration, se modère peu à peu, et toutes les fonctions ne tardent pas à rentrer dans leurs limites ordinaires. Le cœur cesse bientôt de palpiter et les membres de frémir; le cerveau se désemplit, les idées deviennent plus nettes, la mémoire reparaît; l'acteur se sent de nouveau parler, penser et agir : tous ses moyens lui reviennent à la fois. Quelques minutes ont suffi pour ce changement, tandis qu'il eût été impossible, si le désordre de la respiration s'était ajouté au désordre du système cérébral. Le naufrage eût été complet.

Que si cette émotion opiniâtre tenait à un état pléthorique, les bains, les rafraîchissans, les évacuations sanguines seraient impérieusement recommandés; que si au contraire, sa fréquence eût jeté l'organisme dans un état d'éréthisme nerveux, susceptible, incommode, douloureux, les bains froids, les affusions froides convenablement graduées, les minoratifs légers, les distractions, l'exercice musculaire, l'éloignement momentané du théâtre, quelques antispasmodiques tels que la fleur d'orange, le musc, l'assa fœtida, pourraient être prescrits avec avantage. Telles seraient les principales médications qu'il serait bon de mettre en usage : telles seraient les circonstances concomitantes auxquelles il importerait d'avoir égard.

FIN DU PREMIER VOLUME.

www.ingramcontent.com/pod-product-compliance
Lightning Source LLC
LaVergne TN
LVHW021531170726
843501LV00004B/1022